U0385970

Medical Humanities from
the perspective of globalization

Volume 2

全球化视野下的医学人文

（第二辑）

主　编　程　瑜　姚克勤

副主编　闵　娟　段永恒

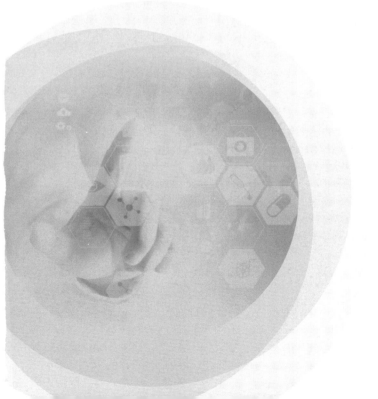

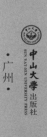

·广州·

中山大学出版社
SUN YAT-SEN UNIVERSITY PRESS

图书在版编目（CIP）数据

全球化视野下的医学人文．第二辑/程瑜，姚克勤主编；闵娟，段永恒副主编．—广州：中山大学出版社，2023.6

ISBN 978 - 7 - 306 - 07798 - 1

Ⅰ.①全…　Ⅱ.①程…　②姚…　③闵…　④段…　Ⅲ.①医学—人文科学—研究　Ⅳ.①R - 05

中国国家版本馆 CIP 数据核字（2023）第 075374 号

出　版　人：王天琪
策划编辑：赵　婷
责任编辑：赵　婷
封面设计：曾　斌
责任校对：舒　思
责任技编：靳晓虹
出版发行：中山大学出版社
电　　话：编辑部 020 - 84113349，84111997，84110779，84110776
　　　　　发行部 020 - 84111998，84111981，84111160
地　　址：广州市新港西路 135 号
邮　　编：510275　传　真：020 - 84036565
网　　址：http：//www.zsup.com.cn　E-mail：zdcbs@ mail.sysu.edu.cn
印　刷　者：广州市友盛彩印有限公司
规　　格：787mm×1092mm　1/32　9.75 印张　245 千字
版次印次：2023 年 6 月第 1 版　2023 年 6 月第 1 次印刷
定　　价：50.00 元

目　　录

序 一

医学人文关注人、医学和照护的深层次联系。尽管人们对此早有所知，但为何直到今天医学人文才发展成为一个全球性的运动？通过对美国和中国的比较研究，我认为某种程度上可以归因于新自由资本主义政治经济体制下运行的医疗健康体系的失效。这些体系希望通过追求更大的利润、更高的效率和其他政治经济意义以维持医学对优质照护的关注。然而事与愿违，我们正目睹和见证着医疗健康领域中照护的本质作用被日渐忽视。

让我们来看看当代医疗体系中存在的三个矛盾。首先，尽管医生们坚持认为照护是医疗中最不可忽视的环节，但他们花费在电脑上的时间远比在病房和门诊中与病人及其亲属交流的时间要多。其次，大量的研究揭示了一个令人沮丧的事实：尽管医学生在进入医学院后学习和掌握了大量的医学技能，但他们对关爱与照护方面的重视程度和相关的技能却下降了。因此，当前医学教育从某种程度上来说弱化了对关爱与照护观念的培养。最后，应用以电子病历为代表的信息技术的初衷是为了提高照护质量，但其实际上却成了照护的一个障碍。

而在医疗方面，美国和欧洲早在 19 世纪就开始呼吁应在医学中引入人文主义。20 世纪，整体关怀、生物心理社会医学模式、以病人为中心的照护、医学伦理、医学史和医学人类学这些理念和学科的出现都代表了不同时代的、旨在病人优先的医学人文运动。仅从这一角度来看，医学人文的内涵并没有改变。

真正发生变化的是对全球健康中高质量照护的重视，以及医学人文日益全球化的导向。我们现在所称的全球健康在过去的100年中的大部分时间内都由公共卫生专业所主导，这意味着有关照护实践和政策的优先事项是预防。首先是对传染病的预防，其次是降低慢性病的风险并预防慢性病。根据全球人口的分布，以及对健康和财富不平等的关注，关于全球健康这一学科，过去是将重点放在已有健康服务的可及性上，因此，它与一直强调获得高质量的医疗服务的社会医学有着很大的不同。公共卫生认为医疗资源是稀缺的，这意味着穷人将无法得到与中等收入和富裕人口同等质量的医疗服务。但从社会医学的角度来看，这一主张掩盖了社会公正和所有人平等获得高质量健康服务的问题。全球健康应该且能够为所有人提供公平的、高质量的护理服务，这不仅是社会医学一贯倡导的观念，而且已经通过在非洲、拉丁美洲、南亚和东南亚的艾滋病和结核病防治工作得以证实。这也意味着人道主义与社会医学将随着医学人文引入全球健康领域。

当普遍适用于北美和欧洲的医学人文引入中国、印度或其他与欧美文化截然不同的国家或地区时，就促使医学人文将全球化这一命题纳入研究范畴。中国就是一个很好的例子。中国的医学人文并非简单直接地把西方价值和文学作品翻译引进中国。首先，我们必须慎重地对待受到儒家道德观熏陶和道家宏观宇宙观影响的互惠、祖先崇拜、修身等中国人文传统。医学人文意味着改造西方经典道德理论来与中国的传统道德理论相互交融，以及根据中国文化来反思西方关于伦理和护理的文化，同时还应考虑到中国人以及生活在西方国家的华人的文化道德观念。例如，中国人更为强调的是人际关系而非西方文化中最注重的个性。因此，全球化就是将中国人对人际关系和传统美德的注重这一文化特征纳入医学人文的研究体系。

　　一个具体的例子是，我们可以通过当前中国医患间的信任问题来反思医学伦理。另一个例子是，我们可以运用社会关系网络这一理念以及将"自我"代入中国伦理中，将之转化为解决中国医院和医学教育问题的途径，并将其用于培训中国的医生和护士。这就是全球医学人文可以重新思考生命伦理之处，即人际关系对道德选择的巨大作用，以及通过实践来培养个人的道德敏感度，最终使源于西方的准则与东方的道德传统相互交融。我所列出的仅是医学人文可以从全球化中获益的一小部分例子，而反过来看，全球健康同样将从医学人文中受益。

阿瑟·克莱曼（凯博文）
哈佛大学

The Globalization of the Medical Humanities

　　Why specifically at this time has the medical humanities become a global movement? After all its lineaments in concern for a deeper human connection of medicine to care have been around for a long time. As in the cases of China and the U. S. , I believe the reason residing in the increasing failure of contemporary health care systems, which are increasingly operating under a neoliberal capitalist political economy, to protect the ancient medical concern with quality caregiving as these systems pursue ever greater profits, efficiency and other bureaucratic ends. Indeed, in our time we are beginning to witness the loss of care in medicine and health care more broadly.

Several paradoxes are worthy of mentioning here. First, purely from the narrow counting of the amount of time spent relating and communicating with patients and their families, doctors spend more time with computers than they do with the people they are treating on the ward and in the clinic. Yet they insist care is central to medicine's mission. The second paradox is that studies disclose the truly dismaying fact that as medical students advance in medical school and acquire greater technological competence, their attitudes and skills in caregiving diminish. Hence there is, paradoxically, something in medical education that is toxic to care. Finally, technology as represented by the electronic medical record that is intended to improve care has actually become an obstacle to caregiving.

Meanwhile on the medical side, calls for greater humanism in medicine go well back in the 19th century in America and Europe. In the twentieth century alone, wholistic care, the biopsychosocial medical model, patient-centered care, medical ethics, medical history and medical anthropology represent movements in different times aimed at prioritizing caregiving. Hence there is nothing new about the medical humanities from this perspective.

But what really is a clear change is the new emphasis on quality care in global health and with it the increasing global orientation of the medical humanities. For most of the last hundred years, what we now call global health was dominated by the profession of public health. That meant that the priority for practice and policy was prevention.

First, prevention of infectious diseases, later on risk reduction and prevention of chronic diseases. Given its population orientation, and concern for health and wealth inequalities, global public health put the emphasis on access to available services. Here it ran into a major difference with social medicine which always has emphasized not just access but access to quality care. Public health has argued for re-source-sensitivity, meaning that poor people cannot expect to receive the same quality care services as provided to middle income and wealthy populations. From the social medicine perspective this re-source-sensitivity argument obscures issues of social justice and quality care for all. Equal high quality caregiving is what global health can and should provide to all populations, and this is what social medicine has advocated for and demonstrated can be done for AIDS and MDRTB in Africa, Latin America and South Asia and Southeast Asia. That has meant a coming together of humanitarian and social medicine initiatives along with the introduction of the medical humanities into global health.

Globalizing the medical humanities comes about when they are applied in China, India, or other cultural contexts that are radically different from the North American and European settings where the medical humanities have traditionally been applied. China is a case in point. The medical humanities in Chinese settings cannot be simply about introdueing the translatin of Western values and literature into China. To begin with, we must take China's humanistic traditions seri-ously: Confucian moral ideas and practices, Taoist conceptions of macrocosmic universe affecting the microcosmic world of culture and society via gift exchange, ancestral veneration, cultivation of one's body-self, and the like. But medical humanities also means making over the Western canon of moral theory to interact with Chinese moral theories as well as rethinking the Western literature on ethics and care in light of the Chinese literature. Included here must also be the local moral worlds of the Chinese in China and in the West. Those social settings, for example, emphasize relationships over the hyper-individuality that is prioritized in the West. Hence for medical humanities the global issue is to learn from the Chinese priorities regarding connections and the cultivated virtue of each person.

A specific case example is using the current crisis of patient-doctor distrust in China to rethink medical ethics. Another is applying ideas of social networks and embodied self to engage Chinese ethics and translating them into an alternate approach to Chinese hospital and medical school problems and the training of Chinese physicians and nurses. This is where global medical humanities can rethink bioethics with respect to the powerful role of relationships on moral choice and the cultivation of the moral sensibility of the individual through practices in order to balance Western-oriented emphasis on principles. I offer these examples only as instances of the many ways the medical humanities benefit from globalization and, in turn, global health benefits from the perspectives of the medical humanities.

Arthur Kleinman

Harvard University

序　二

中山大学广州校区北校园红楼上，有幅对联"医病医身医心，救人救国救世"。这是中山大学医学院的训谕，也是我理解的医者的大境界。

在我国古代早有"医者，大道也"之语。何谓大道？简而言之，即医学是门大学问。又有"夫医者，非仁爱之士，不可托也；非聪明理达，不可任也；非廉洁纯良，不可信也"等言，不可尽数。从古至今，我们的文化里其实一直强调，真正的医生应以"仁爱之心、救死扶伤"为己任，以仁爱之身秉行"仁爱"之医疗事业。

然而，随着现今医学科学和诊疗技术的突飞猛进，新的药物、技术和仪器的密集涌现，医务人员多重视知识和技术的学习而忽略了人文素质的提升；我国在教育制度上又过早地实施了文理分科，因此缺乏对医学生进行必要的、扎实的人文教育；加之市场"理性"与"计算"思维介入到医疗活动中，诸多因素导致当今医学人文精神黯然或缺失。随之而来的医患沟通减少、医患冲突增加、医患矛盾升级等，无一不指向"技术至上，人文失落"的进退维谷之境。

许多有识之士提出，要走出现代医疗的困境，就必须重燃人性、人道之火，照亮医学人文精神；让医学人文精神贯彻到医疗的方方面面，贯穿于医生的一言一行之中。现今，各方仁人志士都在尽己所能地为医学人文事业添砖加瓦，有些尝试与努力已卓有成效。

2017 年夏，中山大学社会学与人类学学院、中山医学院、哈佛大学医学人类学项目、深圳市人口与健康科学研究中心共同主办的以"医学、社会与文化"为主题的第一届"亚洲医学人文精英训练营"在深圳成功举办。国内外著名的医学人文专家汇聚一堂，授课讲学，吸引了众多的医学、护理、社会科学等领域的青年学者与临床一线工作人员。在这次训练营中，国际医学人文领衔人物、美国医学科学院资深院士、哈佛大学资深教授阿瑟·克莱曼（Arthur Kleinman，中文名凯博文）、哈佛大学医学院和科学史系医学史方向教授大卫·琼斯（David Jones），哈佛大学亚洲中心主任、比较文学系教授凯伦·桑伯（Karen Thornber，中文名唐丽园），美国加州大学洛杉矶分校中国研究中心主任、人类学系教授阎云翔，以及新西兰奥塔哥大学教授聂精保，分别发表了各自在医学人文教育、医疗健康发展方面的真知灼见。

如此富含医学人文深意的讲座，若只留在当年那个小小的会场，未免可惜。幸好，主办方决定将讲座讲稿转录成文并结集出版，为更多医学青年向世界知名医学人文大师学习提供一个机会。

经过几番周折、辛苦转录、多次翻译与校对，书稿终于完成。该书稿内容深厚，随手一翻，洞见良知俯拾皆是。书内讲稿，或从照护模式的类型出发，强调人不只是一个患者，更是一个完整的人，并清晰地阐释了为何医护人员不应只解决疾病（disease），而更需要照顾患者的情绪、个人需求、个性等别的问题；或从文学的角度出发，介绍医学生如何通过文学技巧、文化知识、文学修养来训练个人敏锐的洞察力、情境感受力与同情同理心；等等。内容之精彩，不一而足。概括来说，每一篇讲稿都是从人本身、从社会本身出发，从社会与文化、历史与文学等视角来探索医学教育与医学实践的，具有非同寻常的感染力与可实践性。

因此，我亦十分欣喜地看到《全球化视野下的医学人文》的结集出版，以飨世人。对医学生、医疗从业人员、医学人文研究者来说，这将是一份珍贵的医学人文教育、普及、再造的文卷，值得细细揣摩、认真咀嚼！

深感医学人文的重要性，我在2017年出版了拙作《让人文照亮医学》，主要是为了呼吁重塑医学人文精神，引导广大医务人员提高人文修养。而今《全球化视野下的医学人文》的面世，不啻为"路漫漫其修远兮"的医学人文事业插上羽翼。我亦衷心期待，在各界人士的共同努力下，有朝一日能再现"杏林春暖，大医精诚"的和煦医学人文气象！

广东省医学会会长 姚志彬

2019. 1. 25

上篇　大师之声

医学人文中老龄化与照护的研究现状①

[美] 邵镜虹

今天，我想谈谈医学人文中老龄化与照护的研究现状。我会用大部分的时间介绍什么是医学人类学，剩下的时间将谈谈针对老龄化与照护的研究。我将结合我个人研究的例子，从医学人类学的视角进行讨论。因为我们的听众是跨学科的，所以我想从介绍什么是医学人类学开始，随后进入养老和照护主题。因为我知道一部分听众可能来自护理或者其他领域，他们可能对医学人类学并不熟悉。

医学人类学是医学人文学中研究健康的重要学科，也是我在研究中所使用的主要方法，当然，也是冯珠娣教授在她的研究中所使用的方法。它是研究健康与医药的社会科学，将跨越人文科学与自然科学领域。医学人类学是一门研究人类健康、疾病、治疗与照护等与文化的关系的学科。文化在人类学中是一个非常重要的概念，定义文化的方式有很多种，其中一种定义被广泛采用，即文化是一个族群的成员所分享的观点、意义、价值观、习俗、实践方式、社会过程，甚至是社会的组织架构。在医学人类学中，文化可以包括病人与病人家庭的文化、病人与伙伴的文化，以及病人与朋友、邻居等的文化，也可以包含医疗施治者的

---

① 本文根据作者在第二届亚洲医学人文精英训练营的讲座录音整理而成。

文化、传统治疗方式的文化，以及卫生机构、组织和项目的文化。

人类学和医学人类学的一个重要部分就是对多样性（variation）的关注，而不是对事件或事物普遍化的假设。我们知道，有些事情或者事物是类似的，但是人类学家关注的是这里有什么是不一样的，即便只是细微的差别。医学人类学家研究文化、社会、经济、政治的差异，以及它们是如何与健康、治疗和照护相关联并发挥影响的。也有一些人类学家关注不同人群间的生物学差异，研究人群中的个体差异、环境的生态差异和它们的互动关系及其如何改变生态，而不同的生态又是如何改变人群生理的。

我想先介绍美国的医学人类学。如果你是从英国的社会人类学视角来看待健康问题，并且知悉两者的不同，请在问答环节随时提出你的观点。

人类学从发展的早期就开始对健康产生兴趣了。很多人会追溯到 20 世纪初在托雷斯海峡的探险活动，当时一名叫威廉·里弗斯（William H. R. Rivers）的医生对文化的差异产生了兴趣。随后，医学人类学在 20 世纪 70 年代发展成了一门分支学科。大量的医学人类学家在从事文化人类学实践，但也有医学人类学家致力于生物人类学和其他两门分支学科研究。这些我待会儿会谈到一些，这就是一部分历史背景。20 世纪 70 年代，美国和许多西方国家存在一种去医院化运动，试图让因精神疾病或者发育障碍而住院的病人融入正常的社区和学校中。

此外，人们也对生物医学（另称西方医学）产生了怀疑，并对补充和替代医学产生了浓厚兴趣。在早期，对文化的重要性的强调胜过了生物的重要性。这是对生物医学权威的挑战，而非全然接受。但如果你回顾一下 20 世纪七八十年代的资料，就能发现许多医学人类学家就像曾经信任生物医学那样，对文化的意义呈现出一种完全信任的状态。今天，医学人类学意识到研究病人与医疗施治者的文化信仰的实践是必要的。这些都需要认真地研究，不仅在生物医学实践领域，还包括一些其他类型的传统治疗方式，那些传统治疗方式我们今天称之为补充疗法和替代疗法，只是因为这是相对于生物医学而言的。

在许多情况下，我们需要同时研究文化和生理所作出的贡献，人们无法分割两者，因为它们相互塑造，并在不同的情况下，针对不同的健康问题，以不同的方式相互作用。尽管医学人类学开始于学术兴趣，是基于人们针对健康和治疗的差异而进行的研究，但是随着时间的推移，应用医学人类学也变得越来越重要，在某种程度上来说，这也是一种应用型的或者以行动为导向的工作。

美国的人类学分为四个领域，文化人类学（cultural anthropology）是其中之一。文化人类学研究人群和文化，研究不同文化怎么影响群体，以及不同群体怎么创造文化。大部分基于现代和十分表浅的历史，常常只是回顾历史。文化人类学以研究医学人类学为目的，探讨不同文化观念和习俗怎么影响人们的身心体验、自我保健、照护亲人、求医，以及诊断治疗的实践。生物人类学（biological anthropology，又称体质人类学）以研究医学人类学为目的，聚焦不同人群的生物学差异，也就是他们的生物学特征，包括各种不同疾病的发生和流行情况。很多事项都包含在生物人类学中，但出于上述目的，人类学者也会研究人体残骸。研究人体残骸也可视作一种法医人类学，即通过研究那些死亡时间较短的人群的遗体，试图发现他们的身份和特征。或者通过研究古代遗迹，看看我们对当时的文化和社会能有什么发现，如当时的人们吃些什么等类似的事情。接下来是考古学（archaeology）。在中国，考古学在习惯上常常会归属于历史系；但在美国，考古学是属于人类学的。考古学中也有以健康为研究导向的，聚焦过去不同人群关于健康、照护或医疗方面的物质遗迹，如古代的食物、药草或医药。还有些医学人类学发生在语言人类学（linguistic anthropology）领域。语言人类学也可以服务于人类健康，聚焦过去和现代的人群在口头、肢体和写作语言上，怎么区分疾病类型、怎么表达身心体会，以及医患沟通交流，等等，并且探讨在医学教科书与医患临床实例中的健康概念。

同样，我们也可以将人类学划分为三个不同的层次，不仅仅是学术的（academic）和应用的（applied），还有以行动为导向的人类学（activist anthropology），它试图为弱势群体伸张权益。在文化人类学领域，医学人类学家经常聚焦于现代人群中与健康相关的意义、实践、体验、互动、传统和机构。

文化到底怎样影响与治疗、照护相关的使用、实践和体验呢？首先，文化影响着人们如何定义健康。举例来说，健康是不是等于健康状态，即没有疾病或者没有某些特有的病痛？哮喘是一种严重的慢性疾病，是不是你有哮喘病就说明你不健康呢？不一定，因为你可以用药物控制这个疾病。把疾病控制住了，症状就减少了。受控的哮喘意味着你认为自己是个健康人，因为文化帮助我们用一种更加全面的方式来定义健康，而不仅仅是你是否患有某些疾病。疾病可以被很好地控制住，例如，你的症状少，或者你有较低水平的不适，或者你感觉良好。在很多情况下，你觉得自己是健康的，这意味着你在家庭、工作场所或者社区中都具有承担你角色的能力和职责。有时，正如马克·埃德伯格（Mark Edberg）所主张的，在良好的关系/社区中具有良好的社会关系/社区中良好的地位，即适应角色的能力，也可能成为人们判断自己是否健康的方式之一。我有一位 89 岁的朋友，我每周和她一起游一次泳。她有着各种各样的毛病，如糖尿病、背部疾患、心律不齐，还需要借助步行器行走。但她说自己非常健康，像一匹马一样健康。因为她是在和她的同年龄人群作比较。作为一位 89 岁的老年人，首先，能活着就很好了；其次，还能够游泳，实际上她每周游四次泳，这非常棒。对于某些人群，如夏威夷本地人，就把族群的健康和家庭的健康看得很重要。正如凯博文（Arthur Kleinman）和他具有里程碑意义的理论所显示的那样，人们如何定义疾病、如何定义风险，也是非常具有文化性的。如果我们关注社会中文化的阶层差异，通常来说，处于较低阶层或较低经济地位群体的人们，尽管他们有更大的疾病风险（依据公共健康专家的研究），但他们感知得更少，或者说他们表达得更少，因为他们拥有衡量自己情况的不同类型的文化标准和不同的知识水平。根据人们如何看待他们的思想、他们的身体及其之间的联系，对健康和疾病的定义可以有所不同。当人类学家谈论文化时，不只讨论一种族群的一种文化，也讨论在同一文化内不同社会群体的亚文化。他们会有非常不同的身心概念，比如说他们认为的"健康的"身体的标准、合适的体重和合适的肌肉量的标准等等。

人们照护自己和他人的方式包括体验也受到文化的影响。例如，中国的文化里面存在孝顺的概念，对赡养父母有着很强的文化约束。在中国，不供养父母将受到社会的强烈批评。但在美国就不是这样，美国没有赡养父母的约束，孝顺也不是什么文化规范，所以，不赡养长辈并不算子女的丑闻。再举一个与预防和治疗有关的例子，冯珠娣教授展示的那种击打病人脚板的治疗形式。对于那些没有接触过这些治疗形式的人来说，这些预防、治疗疾病的方式会显得非常古怪；而对于当地的居民，包括和冯教授一起工作的人来说，这都是非常合理的。

文化也影响着医疗施治者、治疗实践、卫生健康和公共卫生项目或者全球卫生项目。医疗施治者，不论是萨满、传统中医师还是生物医学医生，都受到他们个人成长文化的影响。成为一名医生，并不能完全改变你的想法或者价值观，以及你看待其他人的方式，这些都会受到个人背景影响。以生物医学为例，可能你会努力做到客观、专业，但你无法完全洗刷掉你的文化、社会对你的影响。无论是传统中医还是生物医学，都根植于关于健康问题分类的文化假设。例如，在阿拉伯医学里，不同于生物医学中分类的Ⅰ型糖尿病、Ⅱ型糖尿病、妊娠期糖尿病、特殊类型的糖尿病，取而代之的是有几十种不同的疾病都具有糖尿病的指征。由于文化不同，疾病的原因、疾病的意识形态以及与疾病相关的认知也不同。例如保罗·法默（Paul Farmer）提到的，在海地，人们将得艾滋病归因于有人对他们下了诅咒。

我们不能认为这只是迷信，因为这里有一个"为什么是我？""为什么是现在？"的问题，就像埃文斯·普里查德（Evans Pritchard）所展示的那样（可参考书籍《阿赞德人的巫术、神谕和魔法》）。阿赞德人的一个谷仓倒下，击中了某些人并导致了他们的死亡。人们很奇怪，是不是有什么巫术在起作用？是不是这个人被诅咒了？根据普理查德拍的照片，他发现是白蚁把这个谷仓蛀坏了，使它变得很脆弱，所以谷仓才倒了。但那些阿赞德人说："我们当然知道是白蚁，但为什么它恰恰在那个时候砸中那个人？"当你看到这个故事时，可能会想到你的亲戚，他得了癌症，也会问类似的问题："为什么是我？""为什么是现在?"如果你告诉他，是因为他体内的一些细胞突变了，他无法清除这些细胞。这个答案显然不能让他满意，也没有消除他的这些疑问。

同样地，这样的问题也存在于怎样诊断、怎样治疗中。在中医里，通过"望闻问切"诊病的方法，与生物医学的诊病、治疗的方法有很大的差异。并且，卫生健康机构、公共卫生项目、全球卫生项目都受到当地专业人员和组织的文化及政治经济的影响。人类学家有时会研究政治经济，包括政治、权力、身份体系、经济体系、不公平等，认为这些也是影响卫生健康的方式。文化可以促进健康或者治疗。医学人类学常常批判早期的公共卫生行为，因为早期的公共卫生行为将文化看作迷信的观念和实践，看作对健康或者照护的一种阻碍。文化对健康和治疗的贡献包括推动健康的生活方式、互相照护的习惯等。如果你的母亲、祖母说到平衡饮食，你会平衡凉性和热性的食物，平衡各种各样不同种类的食物；你可能引入一些来自西方的饮食原则，如注意卡路里有多少，并且跟平衡凉性和热性食物混合在一起。这是一种文化记忆，一种思考如何保持健康的方法。

一个人是否被认为正常或者足够正常也与文化相关。回顾玛格丽特·米德（Margaret Mead）和鲁思·本尼迪克特（Ruth Benedict）做的早期研究，会发现她们都对文化确定人的正常与否的方式非常感兴趣。我举个当代的例子。美国现在有一些病症，如 ADHD，即注意力缺乏多动症（attention deficit hyperactivity disorder），它是一种综合征，主要表现为经常很忙碌，不能保持静止，对非首选的活动难以保持注意力或对首选的活动有时表现出高度的关注，难以跟随指令，不合群，等等。这种疾病的诊断标准是最近才确立的，已经被纳入生物医学和心理学的领域。

有些人认为，这个疾病直到最近才出现的原因在于我们现在拥有的文化有点像工厂和静止的教育模式，要求人们就应该坐在那里静听和吸收信息。假如 ADHD 儿童生活在狩猎和采集社会，或者劳动密集型的农业社会，周边就会有社会支持体系指导他们下一步该怎么做，那么在那种环境下，这根本不是什么失序。这有点像是从研究残疾的观点来看什么是失序，失序是指人们在他们所处的环境中经常出现的不匹配现象。

再说文化可以促进健康或者治疗的有关内容。文化也提升了一种归属感和社会支持感，赋予我们一定的生活技巧去处理事情。例如，藏传佛教中的颂钵被用来调整注意力和呼吸。中国文化中对非正式照护和家庭照护的重视是非常有意义的，因为它为人们创造了一个比较完整的支持网络，尽管有些人可能会被遗弃，这也赋予苦痛以含义。在我们总统（编者注：时任美国总统特朗普）的世界里，生病的人就是失败者，一个生活中的失败者，你输了，运气很差。但在某些宗教的教义里，疾病和苦痛是供养灵魂的方式，是接近神的方式，意义非凡。人们在承受苦痛时，被连接在一起。这非常关键！还有有用的草药和传统治疗方式，在生物医学领域，至少 1/4 的生物医学药物起源于传统草药。将一种疾病进行生物医学诊断，有时候可以消除人们对它的偏见，例如，把抑郁症视作一种脑部疾病，而不是道德品质的失败或意志的失败。

但如我们所知，文化有时也会阻碍健康。它可以阻碍地方或区域文化层面的健康，阻碍全球文化流动层面的健康，阻碍医学文化层面的健康，而不仅仅是阻碍病人文化层面的健康。在人类学中常常给出的一个例子就是女性的割礼——割除阴蒂、阴唇等各个部分，有时候缝合起来，有时候不缝。在苏丹、埃及、埃塞俄比亚和印度尼西亚可以发现这种文化习俗，不是所有人都会这样做，但大部分的人会。割礼常常伴随较高的疾病风险，即使当时不被感染，也会失去感觉，但失去感觉被部分人群视为进行割礼的原因而不是一个问题；同时，割礼也可以导致不孕，但不孕并不是进行割礼的目的。割礼的目标是让女性结婚生育，并且生育很多孩子，但割礼有时候会导致难产、死婴甚至女性死亡。在阿富汗的某些地区，他们在资源分配上重男轻女，给予女孩较少的营养食品、较少的教育甚至不给予教育。另一种情况是在传统或现代文化群体中反对疫苗接种的信仰。在尼日利亚，数十年来，我们一直听说一些阴谋论，即公共卫生机构和全球卫生机构进行疫苗接种的努力可能只是为了使人们绝育或者传播疾病，是西方人针对非洲人的阴谋。即使在美国，在接受过良好教育的、新时代的现代妇女中也存在着这种担忧，认为疫苗接种是大型制药公司的阴谋：他们通过给小孩接种这些疫苗来赚钱，当有副作用的时候又加以掩盖。在全球层面，我们还存在吸烟的问题。吸烟似乎是一种全球性的习惯，一种全球性的"时尚"，显示着成熟或者男子气概。还有与不断提升的肥胖率、"三高"和与代谢紊乱相关联的全球快餐文化。

在医学文化中，一方面，把某种状态医学化常常会导致其污名化。像有 ADHD 的人，有人类学家认为他们只是一些非常活跃、精力旺盛以及善于改变注意力的人，适合狩猎和采集群体社会。可是现代医学说他们不正常、有病，这就带来了污名化。另一方面，医学化有时也可以去污名化。例如，多动、不听话的不是坏孩子，而是需要帮助的孩子，有了医学上的病因，就不再是道德问题。这些人只是患有学习障碍，服用药物后就可以融入社会。

医学化有时也会导致某些人变得依赖他人，促使他们扮演病人的角色，而不用去承担他们应有的社会职责（如工作），或者减少他们自己的应对机制，并且依赖像医生（护士）这样的照护者来做那些医生实际上也帮不上什么忙的事情。有些生物医学或者其他传统医学的标准治疗方式事后被证明有害。例如，20世纪五六十年代，西医使用沙利度胺治疗妊娠期恶心，最终却导致了出生缺陷；很多时候，背部脊柱手术会导致人们的背部问题比以前更加严重。

文化对全球卫生项目或者公共卫生项目也有影响。常常有人批评，西方生物医学、西方精神病学和西方心理学占据了统治地位。伊森·沃特斯（Ethan Watters）的书籍《像我们一样疯狂》（*Crazy Like Us*）中有一段很好的描述，你们或许可以去读一读。他发现在斯里兰卡，在刚刚发生过2004年的印度洋大海啸之后，有很多心怀善念、希望能够提供帮助的人进入了当地社区，但他们不懂当地的语言，也不明白为什么提供西方的心理学咨询和技巧常常弊大于利。原因是，如果你根本不懂得当地人的文化根基、他们的体验、他们的语言，你怎么能为当地人提供咨询呢？全球卫生专家常常将工作的重点聚焦于一种疾病或一组疾病上，如艾滋病、结核和疟疾。可是对于穷人来说，维持健康更关键的是充足的食物和干净的饮用水。但是这些对于投资者就没那么有吸引力了，因为这不会给大型制药公司带来巨大的利润，也不是那么容易成功的事情。

还有西方文化的新殖民主义问题。美国、英国或者法国的国家文化和国家利益常常被优先考虑，由它们最终来决定问题是什么、优先处理什么、我们要怎么做、我们怎么来修正这种状况。种族中心主义思想会影响你看待和处理问题的方式。有一部名为

《贫穷公司》（*Poverty Inc*）的纪录片指出：全球健康、全球公共卫生专业人员的工作经常像一种企业公司，首先要获取自己的优惠、地位和资源，帮助穷人是次要的。像伊曼纽尔·沃勒斯坦的世界体系理论所讲的从"边缘"到"核心"。

世界卫生组织也受到批评，因为其太遵从于发达国家的思路。例如，保罗·法默和金墉（Jim Yong Kim）批评世界卫生组织在类似肿瘤多药耐药性（multidrug resistance，MDR）或者极度耐药结核发生时行动迟缓。关于官僚主义文化的问题，乔治·福斯特（George Foster）说世界卫生组织实际是自我服务性的，其首要任务是维护自身的长期存在。

在医学人类学领域，我们可以把理论视角分成两大类，一类叫作文化客位（etic），一类叫作文化主位（emic）。文化客位研究着重于研究对象之外的，特别是以学术的和专业的视角，对正在发生的事情进行观察和解释，关注点常常是解释正在发生的现象的可能原因。文化主位研究的关注点常常是研究对象，也就是局内人的看法，从他们文化内部的观点和体验出发来看待正在发生的事情，并且尝试翻译和解释这些内部观点。

我们采用了很多文化客位的理论和方法，这些方法可以简单地将研究对象划分为各种理论框架。生物文化或者生态学理论聚焦于人类生理的物质方面，关注当地生态和人们身体之间的相互影响。该理论用到的数据收集方法有观察、制图、生物抽样和实验室技术等等，生物人类学家常常采用这种方法。威廉·德雷斯勒（William Dressler）在他关于糖尿病、压力、环境人类学的研究中有很多这方面的例子，兰斯·格拉夫利（Lance Gravlee）也做这种研究。医学人类学文化客位的另一个重要的视角是政治经济视角，有时我们把它叫作批判医学人类学（critical medical anthropology，CMA）。它关注的是不平等，包括社会不平等，政治、经济资源、权力、地位和环境等的不平等，以及它们对健康和获得医疗服务的影响。在这里，关于不同群体之间的不平等和差异的数据是我们观察出来的，包括统计、调查数据、政策文件、会议记录，或者仅仅是在观察日常生活中关于排斥和不平等的社会进程中获得的信息。保罗·法默、金墉、南希·谢珀-休斯（Nancy Scheper-Hughes）、莫瑞·辛格（Merrill Singer）的研究就经常采用这种政治经济视角。

文化主位的理论和方法采取局内人的角度进行研究。克利福德·格尔茨（Clifford Geertz）的解释主义理论（interpretivism）是医学人类学中最流行的方法之一。在医学人类学中，解释主义理论聚焦于研究对象，特别是病人和他们家庭的意义和体验，也会包括医疗施治者的观点。凯博文的解释性模型（explanatory models）就是其中之一。这个模型主要关注的是健康问题是什么和怎么才能帮助治疗。拜伦·古德（Byron Good）开创的语义网络研究（semantic networks）是人们用来看待、思考、谈论健康问题的意义和感觉的模式。相比较解释性模型而言，文化现象学理论采用非结构化的方式来探索个体的体验，探索人们在他们自己的表述中，如何用他们自己的语言谈论和看待他们的体验、健康和治疗，以及健康问题怎样影响他们的日常生活。例如，托马斯·克索达斯（Thomas Csordas）的著作《神圣的自我》（*The Sacred Self*）中，就谈及天主教的宗教疗愈和宗教信徒的超凡感受。另外还有民族科学或民族医学、民族植物学，了解不同文化和医疗传统是怎么描述疾病和药物的术语和分类的。

这些理论常常综合在一起应用。例如，批判性和解释性的理论经常被放在一起，就像保罗·法默、玛格丽特·洛克（Margaret Lock）、南希·谢珀－休斯、菲利普·布儒瓦（Philippe Bour-gois）以及很多其他人都这么做。生物—文化视角、政治经济学方法和解释理论有时也被放在一起，玛格丽特·洛克、帕特里夏·考弗特（Patricia Kaufert）在她们对绝经的研究中谈到了地方生物学（local biologies）。地方生物学是一个很有趣的概念，研究的是生物学或者身体结构和功能，以及它们与外部世界关联的方式。在不同的社会生态、不同的文化生态、不同的物质条件、不同的饮食习惯中，你的身体健康和症状会不同。跟北美妇女相比，日本妇女吃大豆吃得多，循环雌激素水平低，绝经时的雌激素下降率比较低，所以日本中年妇女潮热症状发生率低于美国和加拿大妇女，可是日本妇女更年期肩周炎发病率却高于北美妇女。威廉·德雷斯勒研究了在不平等的环境下，压力受到的生理性和解释性过程的影响，基于肤色的种族主义造成的压力水平不是基于客观的肤色，而是基于对"肤色何时被认为更深"的文化解释。

你们可以从我刚才谈到的内容中发现，医学人类学家会用到定性或者定量的研究方法，或者有时结合起来使用。在冯教授的课程中，你们看到了访谈和参与观察。有时你会研究亲属关系，有时你会研究社交网络、拍录像、拍照片，或者录音、分析文字、研究民歌，等等。有些医学人类学家也用到定量的研究方法，如问卷调查和流行病学调查，同时，我们也关注生态学、生物化学或者物理学的测量方法。定性研究方法能更好地获得意义解释、场景和背景；定量研究方法则更容易得到特定人群内的分布情况，以及某类人群或部分人群内平均的态度或行为。越来越多的人开始尝试将两者结合起来进行混合方法研究。

目前人们对医学领域和医学人类学领域的兴趣正在增加，主要表现为生物医学中的文化胜任力（cultural competency move-ment）。这是指文化在健康、疾病、治疗师和病人之间的互动，还有在治疗和医疗保健中扮演着重要角色的认可。生物医学在过去几十年间，因为医疗服务能力不足、忽视患者体验的态度、较差的患者满意度和医疗过失而备受批评，被普遍认为是一种功利主义的反映。西方医学需要更好地理解、接受对待病人的文化理念和文化习俗。

生物医学从业者可以扪心自问：我们在干什么？我们做错了什么？目前医务工作者也开始关注临床文化胜任力的研究，包括"基于内容"和"基于过程"的临床文化胜任力研究。

基于内容的临床文化胜任力研究是指为护士、医生或者其他卫生健康从业者提供不同群体的文化知识。很多对文化胜任力感兴趣的生物医学人士非常推崇记者安妮·法迪曼（Anne Fadiman）写的一本书，书名叫《圣灵抓住你，你跌倒》（*The Spirit Catches You and You Fall Down*），这本书用凯博文的解释性模型理论描述苗族文化的内容，以及他们的疾病观和健康观，分析了苗族在美国跟西医的互动。例如，有些苗族人相信灵魂的丧失会导致疾病，相信有害的灵魂或者药物会损害人的健康；苗族对传统和家庭赋予了很高的价值，而对生物医学的权威性和政治权威性充满了质疑。作者也记录了一些习俗，例如，萨满教的催眠，或者用鸡、猪、牛来祭祀，只为看看有什么危机或者会发生什么健康问题；硬币疗法，有点像刮痧，用硬币摩擦身体以期排除毒素，让体内的某种元素流动起来，而这种方式有时被生物医学语境下的医生看作一种虐童行为。

有时，医生、护士被鼓励通过各种文化宣传品或者小册子，去了解他们工作的区域内比较常见的地方性文化。但这些基于刻板内容的文化学习方式会带来一些问题。在生物医学环境中，将文化简化到病人的种族、民族或者语言族群会成为一种趋势，变成一种照单拿药的方式，好像阅读某种食谱一样。例如，他是这个民族的，所以他有这种信仰，那这就是我们应该接近这种病人的方式。刻板印象会将个体对号入座，即将一个族群的病人归属于某种文化，而不是多元的。例如，我是美国人，如果你不知道我从 19 岁开始就被中国文化深刻影响着，如饮食方式等，你就会认为我一定是生物医学所归类的西方取向的。所以说，当前有一种趋势在忽视文化差异、代际与个体差异。美国明尼苏达州出版过一本关于苗族文化的指南，里面说苗族人都是非常传统的。但你如果对苗族青年有较多的了解，就知道他们中的许多人都在尝试着改变传统，他们都在尽可能地摆脱传统的束缚。只有当他们更成熟以后，才能够平衡他们生活中的"传统"与"现代"。仅仅通过书本习得的文化一般性内容容易导致用静止的观点看待人，认为其他民族的人们是传统的，从而把病人的文化信仰和实践当作需要克服的障碍或其不服从医嘱的根源。

基于过程的文化胜任力研究更受人类学家的青睐，指的是教育医生、护士或者其他卫生从业人员去探寻患者个人的文化观点，可以运用一些工具或者技巧，比如 LEARN（Listen，Explain，Acknowledge，Recommend，Negotiate）。LEARN 是医务人员应该学会倾听病人的看法，解释西医的观点，顺应病人的观点，不要总是告诉病人该做什么，而是建议他应该怎么做，最后是和他协商，而不是假设他会把你的话当作福音真理，然后才合作进行干预。

另一个基于过程的文化胜任力研究是解释性模型。凯博文的解释性模型的主要观点认为，医生、病人和家属对健康和疾病都

17

有着他们自己的分类和想法。安妮·法迪曼在《圣灵抓住你，你跌倒》一书中，把凯博文的解释性模型归纳为八个问题：①这是什么病，你应该怎么称呼这个病？②这个病可能是什么引起的？是什么时候开始的，已经多久了？③你的身体正在发生什么变化？④你认为可能的病因是什么？严重程度如何？如果什么都不处理可能会发生什么？会不会就像普通感冒一样自己就好了？⑤可能的预后怎么样？可能有什么危险？⑥认为病人应该采取什么正确的治疗方式？对这个人可能产生的影响是什么？⑦这个疾病会导致什么问题（不论是身体的、情绪的、精神的还是社会层面的）？⑧你是怎么感受这个疾病的？对这个疾病，你害怕的是什么？

　　凯博文的解释性模型认为疾病（disease）和疾痛（illness）有明显的不同。在解释性模型理论里，疾病被定义为医生通过生物医学怎么称呼病名、病因等。疾痛是病人及其家属对病的叫法和体验。这种分辨法方便用来分析不相信西医的人。例如，你知道艾滋病毒/艾滋病的生物医学定义，它涉及艾滋病毒的阳性血液检测，临床症状包括 T 细胞异常、频繁感染、免疫系统出现问题。而一个病人最初可能只是觉得很累，很不舒服，但不知道原因是什么。病人还没有被诊断患有艾滋病时，他的疾痛只是莫名的痛苦。除了疾病和疾痛，另一个较少被提及的是凯博文关于病态（sickness）的概念。例如，艾滋病刚开始被污名化为与同性恋有关的可怕的疾病，被认为是不正常、不道德行为的后果。后来随着社会活动家的努力，关于艾滋病的文化观点发生了变化。例如，南非总统纳尔逊·罗利赫拉赫拉·曼德拉（Nelson Ro-lihlahla Mandela）穿了艾滋病阳性病人的 T 恤，公共卫生研究发现异性恋也能传染艾滋病病毒，同时，全社会对同性恋的态度更宽容了；再后来，RNA 病毒逆转录干预药物在世界上很多贫穷国家和人群中大量使用，艾滋病对很多人来说已经变成了一种可控的慢性病。

基于过程的文化胜任力研究也存在缺点：一是需要时间太长；二是该方法常常假设病人会希望得到一种政治干预的平等主义方式。可是有些病人会觉得：医生为什么问我病是什么呀，我哪儿知道？应该是医生告诉我这是怎么回事。于是，病人开始质疑医生的能力。例如，我的祖父 20 世纪 10 年代出生于美国，如果他遇到这样的医生，他肯定会当场就换个医生。因为在他的概念里，医生应该是权威的，医生应该知道要做什么。你可以从很多老年人（当然不是所有）口中了解这一情况。访谈记忆法不能保证共情的能力，这是医学院招生人员经常头疼的问题。例如，这个人的考试成绩很好，他在认知上有不错的能力，他的书读得很好。但是当你面试他的时候，会发现他的互动能力有时出人意料的非常非常差。他真的能够理解他人是怎么感受、怎么思考的吗？教授能够把这些能力教给学生吗？怎么教？在个人的定位和动机上存在着时间和资源的限制，更重要的是，在生物医学教育、医院、诊所和公共卫生系统中，根本没有足够的体制结构来优先考虑这一点。

这种疾病与疾痛的区别有时也会被过分简单化。有时候，学生看安妮·法迪曼的书时，会认为自己对文化和西医的互动的一切都理解了。可是实际上文化和西医的界限很模糊，它们之间的互动也很复杂。疾病与疾痛之间会发生动态的变化。疾病、疾痛和病态有时候泾渭分明，在某种程度上它们不能相互交叉；但是有时候它们又是交叉的，也会有相互作用。例如，临床医生也有自己的健康体验，或者家庭成员的患病体验，常常会影响他们的研究和临床实践；生物医学也同样会对社会文化产生巨大的影响，想想那些减肥广告和美容广告吧。最后，这些都会影响社会关于病态的概念，例如，什么是重要的卫生问题，是否应该治疗，等等。病态指的是社会的文化概念，这些会影响个人的体验、影响疾痛经历。一些个人疾痛的重要故事也会影响社会对此的印象，例如，在 20 世纪 70 年代，癌症被描述为绝症；但是到了八九十年代，癌症已经不再是绝症了，西医治疗的进展就改变了大众对癌症的看法。

社会文化观念影响着生物医学从业者，以及他们看待和治疗疾病的方式；生物医学也同样影响着个人和家庭的经历。我发现在讲授安妮·法迪曼及其著作《圣灵抓住你，你跌倒》时，学生们经常会感到困惑，他们不知道如何区分疾病和疾痛。我告诉他们，这是因为模型性理论善于分析跟西医离得远的"异文化"的人，而西方的学生因为与西医的经历太过重叠而丧失了这种文化敏感性。

解释性模型理论还有一个问题。如果你仔细观察就会发现，有时候病人就是施治者，有时候施治者又成了病人。很多民族志材料都表明，受伤的病人变成了一个萨满，变成了一个施治者。

生物医学会因为对文化的关注而得到弘扬，但这还有很长的路要走，关于生物医学职业和机构地位的文化常常被忽视。同时，我们过度关注那些拥有特色治疗方法的少数族群，关注他们的可治愈信念和实践，而忽视了整合社区在各个层面和各个阶段的参与。正如约瑟夫·贝当古（Joseph Betancourt）所指出的那样，解释性模型方式太注重于临床医患互动。而要真正提高医学的文化胜任力，需要在系统性和结构性方面加以改革。这意味着要创建一个具有强大激励结构的系统，优先关注医疗保健、医疗教育和政治实践中的社会文化多样性；还需要招募来自不同社会、文化、经济和性别群体的教育工作者，需要培养具有不同社会文化背景，担任领导、行政和政策制定职位的人才，需要创建机构、影响政策实施，而不是空口说白话。这些实际上是要优先实施和获到支持的。

所以，为了改进实践，还需要更多地关注特殊性与普遍性之间的差异问题。具体来说，这要求我们关注到群体和个体之间的差异以及拥有多元文化背景的个体，也要认识到病人解释的多样性，甚至考虑到有一部分病人不喜欢在医疗决策的过程中拥有过多的自主权。权威和自信之间确实存在着一种非常复杂的关系。医生们经常期望能够流露出权威性，也许是为了立即获得信任。教育医疗服务提供者需要对自己的背景、文化、职业文化进行反思，无论是外科文化、护理文化、理疗文化还是他们所在机构的文化，无论是医学院还是公立医院、私立医院或者其他等等，都要有自己的反思。

文化胜任力不像基础课程的生物化学、化学、有机化学和物理等，达到技术需求和文化需求的平衡对于医学生来说真的很难，他们所要掌握的知识和技能之多是不可思议的！在紧急的临床情景下培养这样的文化胜任力更加不易，尤其是在接诊时间受到严格限制的情况下，美国通常是 15 分钟，而在世界的一些地方只有 1 分钟或更少。

文化胜任力已经成为医学教育的一项重要指标。在美国，大学毕业生申请医学院时也要接受文化胜任力的考察。但是，理想与实践之间依然存在巨大的鸿沟，激励制度的结构性不足是巨大的。有时候，医学生们不会去阅读或者拒绝学习与文化有关的科目，因为他们知道，即使在这方面做得不好，但是只要科学和技术好，至少也不会让他们失败。另一个问题在于资源不足，医务人员和行政人员的多样性不足，导致他们在服务的设计和评估方面，与社区合作伙伴的联系仍然不够。

还有一些一直存在的问题：临床医生到底能做多少？我的手术医生应该深入理解我的文化吗？生物医学是否试图与医学人类学、补充医学和替代医学等社会科学其他领域的专业化合作，并且在不承认其复杂性的情况下这样做？很明显，不是所有的生物医学临床医生都在这样做。作为一个群体，他们普遍有重视医学科学技术而轻人文社科知识的倾向。临床医生们能否在专业上保持谦卑？他们需要有个体的文化胜任力，也能邀请其他具有文化专业知识的专业人员到场，不单单只是借助他们的知识与技能，同时也将他们视作医疗体系中具备同等地位的成员。同时，也要关注一些非医学专业的领域在临床服务体系中的重要作用，如社会工作服务系统，因为它们在一些事情上做得更好。

我最近的有关老龄化和照护的研究主要集中于老龄配偶和老龄志愿者在提供养老支持时的体验。这些研究主要关注媒体和文化话语以及政府公共卫生话语的反应，这种话语关注人群中老年照护给年轻人带来的负担，并根据对孝道和子女义务的关注，将老年人视为依赖。我的研究主要集中于上海进行，上海是中国人口老龄化程度最深的城市。我在上海的研究问题是，60 岁以上的老年人在家庭和邻里处得到的正规老年照护有何特色？他们认为自己的状况如何？他们在老年照护活动中都做些什么？他们老年照护的角色和照护的行为在当代中国的文化意义是什么？这就是我要问的问题。我从 2012 年开始从事这项研究，后来又做了家访，并且与超过 33 位配偶照护者进行了深入访谈，他们的年龄都为 60～90 岁，男女各半。我有意地在男性中抽取样本，大部分是中低收入家庭，配偶不是患有老年痴呆就是其他的慢性疾病；我也和 50 岁以上的邻里志愿者进行了深入访谈，50～70 岁都被认为是初老，上一代的志愿者大概在这个时间段退出志愿服务了。我也与这些志愿者和配偶照护者一起完成了社区的参与观察研究。基本上，如果你去看调查结果，无论我们的研究还是更大型的国家级和地区级的调查，你都会发现，配偶照护者和老年照护者为老年人做了很多的照护工作，但并没有被广泛认可，因为从文化上讲，夫妇互相照顾是微不足道的，是在过日子，孩子照护父母才算照护。

我告诉你们一个配偶照护的例子。郭奶奶 88 岁，非常相信因果报应，并且认为她家的养老照护是因果报应的一种。她确实强调孝顺，她说她的四个子女与三个孙辈都非常孝顺，但他们没帮多少忙，这看起来有些矛盾。你经常会听到这种说法：我们不需要孩子的帮助，我自己可以做这些。部分原因是她丈夫失智，有些多疑，担心孩子们偷他的钱。所以，孩子们很难接近他，因为这样会引起老头子闹腾。另一部分原因是，郭奶奶觉得她前世是欠着她丈夫的，从因果报应来讲，她必须好好照顾他，更多地通过她自己的照顾，来偿还上辈子的债。最后，郭奶奶的丈夫去世了，死于摔倒，头部遭到多次撞击。他们选择不送他去医院，因为他们认为那样只是延长了他的痛苦。当他去世后，郭奶奶最终也得到了解脱，因为她觉得自己一直很好地照料他到最后一刻，也让她自己从债务中解脱了出来。从债务中解脱与孩子伺候父亲形成了对立。按郭奶奶的说法，如果她的子女帮助了她太多，她可能根本无法相信自己偿还了上辈子的债务，从而得到转世的机会。

我再谈一谈老年志愿者。我研究了上海的老年伙伴计划项目。该项目给中老年人当志愿者的机会，让他们查访社区中需要帮助的长者。老年志愿者既可以打电话查访，也可以上门查访；他们有时和居委会一起工作，有时和非政府组织一起工作。这个项目跟美国的"老伙伴计划"有点不一样。美国的老伙伴志愿者除了陪长者聊天，还要做些家务活，并且可以通过志愿工作从政府那儿赚点钱。与美国的老伙伴志愿者一般是低收入阶层人士不同，上海的老年志愿者的经济水平大多是中等偏上的，其定位是不帮着做家务、不收取酬劳。上海的老年志愿者认为自己和被雇用的帮佣不同，帮佣的社会地位很低，而且常常是受教育程度不高的外来务工者；他们更愿意把自己看作志愿者，责任是表达看护和关爱，不会做具体的杂务和家务，也不换尿片。一位上海的老年志愿者说："我们只是在拜访和交谈中给予爱的关注，我们不取报酬。"这些话里充满了自豪感。上海的老年志愿者既充当了卧床老人和居家照护者以及配偶照护者的桥梁，也充当了各类服务之间的桥梁，如居委会、医院及其社会工作者等。我见证了许多，老年志愿者作为特有的力量，不同于大学生志愿者和中学生志愿者，他们觉得自己真正地理解长者。他们做这些是发自内心的，他们真的尊重这些长者。尽管那些需要帮扶的长者通常是非常贫困的，上海的老年志愿者也不会歧视他们，而是欣赏这些长者的努力，欣赏他们为照顾自己和配偶所做的很多事情。

我认为将来会有越来越多这样"老为老"服务的事情发生，也会有越来越多的这类需求。部分原因在于老年志愿者在社区获得了很高的社会地位，他们通过充当志愿者获得很多自我价值。所以，我的这一部分研究非常清晰，将社区对老年人的支持和商业养老联结在一起。与居委会的家访相比，老年志愿者的家访更加容易被人接受。因为居委会的家访常常被认为是走过场，只是来看一看、拍张照，然后就离开了。但老年志愿者不一样，因为他们是邻里，更加深入被帮扶者每天的日常生活，并且切实尊重被帮扶者的努力。

善 终 之 难①

景 军

在场有这么多来自临床医学第一线的同仁们，有我的同事，也有我的前辈。实际上谈到今天我要讲的这个问题的时候，我的心里有点不安。如果今天我只做30秒钟的演讲，那么一句话就能完成任务，这句话就是"善终"。善终对任何人来说都是非常艰难的一件事情，对中国的农村居民来说尤其如此。

所以什么叫善终（good death）？

今天我主要讨论两个事情。第一是我和山东大学公共卫生学院合作做的一个访谈者驱动调查，第二是我这两年在清华大学和7个同学一起做的一个民间养老的研究。

首先从国家政策来讲，中国有一个优生优育的政策。优生优育有很多种英文翻译。优生，早年被翻译成优生学（eugenics），也被翻译成 superior birth、healthy baby。这些翻译都跟我们国家的计划生育政策和措施有关。

而"优逝"是比较难的一件事情。这也是我今天主要讲到的一个问题，即什么叫善终，什么叫优逝。我的一个基本观点是，我们起码需要临终的姑息护理，还有缓和医疗（palliative care）或者临终关怀（terminal care）。没有这些，我们想靠近善

---

① 本文根据作者在第二届亚洲医学人文精英训练营的讲座录音整理而成。

终太难了。

我们和山东大学合作的研究涉及 800 多个癌症患者，最后我们获得详细信息的是 776 人。目前，我们团队仍然在做针对医药费和身心痛苦的分析。

研究覆盖了中国的 9 个省，包括中部和西部地区，主要是以西部地区为主。研究背景是近年来每年新增的癌症病例有 350 万，死亡病例则有 200 万人之多。患癌的男女比例是有差异的，男性面临的生活风险较高，如吸烟、喝酒、患癌的比例随着年龄的增大而增加。在关于晚期癌症患者的国内外相关研究中，有一部分研究围绕尊严死（death with dignity）而展开。但是在中国的几个相关研究达成了一个共识：我们国家的临终关怀在规模和质量方面都处于起步阶段，无法满足大多数患者在生命末期的姑息护理的需求。

回到刚才说的善终。按照儒家的或者说中国民间的传统，一个人只要不是"凶死"，只要是正常死亡，包括一些得病死亡，就叫"好死好去"。换句话说，非正常死亡就不是善终，而是"凶死"。在汉传佛教中，还有一种死亡叫"命尽死"，它是相对于"九横死"而言的。"九横死"相当于大家知道的"歹死"（bad death）、悲惨的死亡（sad death），有九种死亡方式被佛教归为"九横死"，在这九种死亡方式之外的死亡都属于正常死亡。但是在正常死亡中还有一个非常高的境界，叫"自在圆寂"，也就是佛教传统中的安息死（dying with ease in buddism tradition）。自在圆寂不仅仅意味着轻松自如（with ease），还包括人已经知道自己的死期即将到来，已经做好充分的准备。所以在佛教传承中，有很多大师的死亡过程都是得到详细记录的。大意是他会是安详地、没有痛苦地死去，告诉徒弟要为他做好准备。

27

弘一法师死的时候吩咐徒弟把他的床用四个碗架起来，碗里头倒上水，免得把床抬走火化的时候，把爬上床的蚂蚁给烧死了。弘一法师的死亡就是自在圆寂。

现代临终关怀运动所强调的是疏解、疏缓，是缓解疼痛（ease of the pain）。疼痛（pain）包括生理疼痛（physical pain）、心理疼痛（mental pain）和精神疼痛（spiritual pain）三种。在下一部分，我将会解释为什么精神关怀（spiritual care）是最难做到的。

我们对善终有不同的理解。现代临终关怀运动（hospic movement）是在英国发起的，把临终关怀（hospice care）的概念传播到了世界各地。但在不同地区，hospice care 的提法也不一样。比如在中国台湾和香港地区、新加坡，他们有的叫安宁，有的叫慈怀，而中国大陆就叫临终关怀（terminal care），非常直接。

全球每年有 2000 万人口需要临终关怀。圣克里斯托弗临终关怀院（saint christopher hospice）是世界上最早的临终关怀医院。我们国家最早建立的临终关怀医院是 1989 年在北京设立的松堂医院。松堂医院也历经磨难，先后七次迁址，因为周边的居民觉得这是一个送死的医院，于是施加压力，要求医院迁走。新加坡有一个大财团成立的基金会，叫连氏基金会（Lian Foundation），它主要资助全球的中医研究，并支持临终关怀。连氏基金会委托经济学人智库（The Economist Intelligence Unit，EIU）在 2010 年和 2015 年发布过一个全球死亡质量指数，一共收录了 80 个国家和地区的数据，其中中国大陆排在第 71 位，而中国台湾地区排在第 7 位，中国香港地区大概排在十几位，英国排在第 1 位。这个排名主要以五项指标为依据，包括姑息治疗与医疗环境、人力资源、医疗护理的可负担程度、护理质量，以及公众参与水平。

首先我们的临终关怀在质量上输掉了，在规模上也输掉了，最主要的是在比例上输掉了。我们现在的临终关怀能力只能达到照顾5%～10%的晚期病人的水平，这是一个全国数据！这次我们调查了700多人，只有3%的人接受过专业化的临终关怀，因为我们的研究对象更多来自农村。在我们国家，大概几万家医院里只有2000家医院设有临终关怀病房，而专门的疗养院，也就是独立临终关怀院（independent hospice）只有200家。另外，在我们国家的28000家养老院中有8000家做一部分的临终关怀。

清华大学有一个全国养老院院长系列讲座，我经常去。每次去的时候我都给他们做一个测验，我问他们什么叫人文关怀。大家的回答都是精神关怀（spiritual care），或者叫心灵关怀。但就目前的情况而言，乐观一点来说，能够受到精神关怀的临终病人约为15%，总体来说是满足不了需求的。

我们找到20个医学院的高年级学生，让他们继续找人，做一个访谈者驱动调查，收集了一些社会人口统计学的资料。在过去的研究中，卫生经济学的研究中关于癌症晚期治疗的研究还很少见，对死亡地点的分析也很少见。死亡地点的发现还是比较惊人的，之后会给大家介绍。

在这里，我们首先看到男性患癌的风险是相当大的，占患癌总人数的68%，女性约占1/3。样本的来源与医学生的生源地有关，目前医学院的很多学生来自农村而不是城市，因此访谈参与者以农村居民为主。我们关注癌症晚期，也就是生命的最后三个月的状况。经历这个阶段的病人绝大多数是老年人，因为平均年龄是64岁。关于死亡地点，城市居民有60%死于医院，只有

14%的农村居民死于医院。起码在我们的样本中，大部分农村居民在临终之前急急忙忙地出院，不愿意死在医院。住院费也是一个考量，既然没有活下去的希望，就不再住院，选择回到家里去。

一个更有意思的发现是，最近国家癌症中心公布了一项研究，相比于 10 年前，中国癌症患者的平均五年生存率提高了 10%，过去只有 30%，现在上升到 40% 了。与发达国家相比，目前中国癌症病人的平均五年生存率太低了。

因为我们调查中的农村数据比较多，所以数据看起来更加令人悲观。癌症患者的两年生存率，在城镇居民中是 15%，在农村居民中是 14%，换句话说，许多人在查出癌症的两年之内都去世了，这跟中国癌症病人晚发现的问题有很大关系，跟好的药很贵也有关系。最近上映的那部电影《我不是药神》反映了这个问题。总之，基本上城镇居民和农村居民的生存率没有统计学上的显著差异。

关于临终前三个月的医药费，我们做了一个分析，如果死在医院，最后三个月的花费是 8.7 万元人民币；如果死在家里，最后三个月的花费是 4.2 万元。城镇居民更多会去大医院，花费甚至超过 10 万元；农村居民多去小医院，花费约 6.6 万元。无论对城镇居民还是农村居民而言，这个花费都是沉重的，有一定的经济压力。越是在经济不发达的地区，如西部地区，癌症患者最后三个月的支出反而是越贵的。对此，同学们和老师们有什么见解呢？请告诉我为什么在西部花费更贵？

学员：会不会和不同地区的风俗文化相关？

你所说的风俗文化是指什么？

学员：会不会跟医疗保险这一块有关？

你的意思是说，在西部地区农村人口的比例大，医疗保险的覆盖率就比较小，对吧？而在东部城市，城镇人口的比例大，城市化程度比较高，医疗保险的价格相对来说比较低。而通过我们的访谈，我们发现西部地区特别缺乏肿瘤学专家，只能把专家从北京、上海等大城市请过来。此外，药和医疗用品流通到西部地区的时候，会经过更多的流通环节，医药费就更高了。所以这就是西部地区癌症治疗费用更加昂贵的原因。

最后我们提出一个概念叫灾难性支出（disastrous expenditure），包括三个部分：第一部分是支付了医药费以后降至贫困线以下的群体；第二个是需要借钱支付医药费的群体；第三个是借钱支付医药费之后，至少在半年之内无法偿还这笔钱的群体。按照这个划分我们分析出，96%的农村居民经历了这种灾难性支出，而城镇居民是94.3%。1/3的患者在住院时需要借钱支付住院费，这仅仅是住院费，应该是指押金，还不包括全部的医药费。在我们国家，癌症临终患者的医疗用费是一个相当大的经济负担，患者家庭陷入贫困、借钱难还的情况屡见不鲜。

我们在700多个调查对象中选了40人做访谈，通过微信视频会议的方式进行，收集到了很多疾病的口述资料。有一部分患者在看过西医之后又去看中医。其中一名患者可能被一名中医忽悠了，花了3万，看个病积累了20万的欠款。一位高女士的老公是一位中学校长，他们家居然借了50万元。另外一位刘女士为了还清欠款，嫁给一个帮她还钱的男人。我们在研究中引入了

"平静"的概念，指的是患者的情绪和心态。我们把"平静"的程度分成五档，最后发现"不能平静"的患者比例非常高，这说明他们不能够平静地去谈身后事。他们一谈起遗愿、葬礼、家庭财产的处理、孩子上学等问题，情绪就非常激动，甚至有的病人开始说脏话，开始骂人了。我们认为这个问题在一定程度上和疼痛是有关系的。因为我们还做了一个疼痛分级的表格，把病人感受到的程度分为"一点也不疼痛""有些疼痛""相当疼痛"和"非常疼痛"。达到相当疼痛和非常疼痛这个地步的患者有62%，这个数据跟全国的数据是一致的。进一步分析时我们发现，死于医院且感受到极度疼痛的患者比例只有17%，死于家庭而感受到极度疼痛的患者比例是23%，死在城市医院而感受到极度疼痛的患者比例只有16%，死在农村地区的医院而感受到极度疼痛的患者比例接近20%。我们可以看到死于家里的农村患者感受到极度疼痛的比例是最高的，在具体的案例中，他们往往都吃了各种各样的止疼片。但是他们对止痛片的摄入缺乏专业化的指导。

我们还发现有40%的患者在生命的最后三个月仍然不知道自己患了癌症。医生认为知情同意权不是患者一个人的，患者是否获知病情还要征求其家属的意见，而家属的意见往往是向患者隐瞒病情。中国有一句话，癌症患者是被吓死的。隐瞒病情是我们这个文化的常态。但是也有反例。比如有一位做红白喜事的民间艺人，因为职业的关系，他对生死看得比较开。所以他得知自己的病情之后，马上停止服用抗癌药，一直用哌替啶镇痛。他花钱到外地旅游，看遍祖国的大好河山。生命中的最后三个月只使用中药和止疼药，一共花了2万多元。我个人认为获知病情非常重要，要是我患了癌症，我就非常愿意知道，这样我能做好准备。

只有 3% 的患者得到了专业的姑息护理。既然疼痛如此难以回避，优逝善终就变成了一件几乎不可能的事情。英国的姑息护理在几次世界评比中都是最好的，而且也是世界上最早建立的。2016 年，英国一共有 60 万人死亡，其中可以预测死因的有 45 万人，在这些人里，有 20 万人也就是 45% 的人获得了姑息护理。我们的数据是 15%，和英国的差距还很大。

在英国，姑息护理的从业者一共有 7000 人，但志愿者的数量庞大，达到 1.3 万人，加起来从事姑息护理的一共 2 万人。英国的姑息护理很少发生在医院，住在临终关怀医院的临终者不到 5 万人。大多数临终者在家接受临终关怀服务，而且是由私人基金会资助，国家给予部分资助和支持。

在我们国家，李义庭教授提出一个 PDS（One Point，Three Direction，Nice Subject）模式。这个模式以临终关怀医院为主体，是一个城市模式。还有一位施榕教授，提出一个施氏模式，他认为中国的乡村医生应该立刻接受临终关怀的训练。因为他们面临着很大的处理临终期老年人的问题。

然后我有两个建言。第一个建言比较简单，最近有一篇文章在讨论大医院为什么不愿意做临终关怀，因为不挣钱，还很辛苦。但是大医院聚集了医学界最尖端的技术和药物，包括疼痛学等方面的。提高对临终关怀的重视，最重要的还是国家政策的倾斜。最近中国拿出 30 个亿应用于临终关怀事业，但是我觉得国家层面对临终关怀还需要更加重视。优逝应该和优生一样重要，两者都是可争论的概念。我们可以不断争论，但我今天有一个基本观点，就是一定要提供临终关怀，中国大陆（内地）一定要在 10 年之内赶上中国台湾和香港地区目前临终关怀的水平和规模，这样才对得起我们的病人。

我很感谢为我们提供信息的近 800 名患者及其家属。就像我前面说的，在养老院院长培训班里，他们都强调精神关怀（spiritual care）是最重要的。我就问他们什么叫精神关怀，他们的回答偏向俗世。让临终者吃点好的，玩一玩，想想自己子孙满堂，想想自己留下了很多家产，想想自己有些什么成就。我觉得这些都是一种心理的慰藉，很难说是一个精神关怀。因为精神关怀牵扯到死亡教育，也就是对死亡的理解、面对死亡的态度等问题。即便是我们一部分在做临终关怀的单位，也很少关注到死亡教育的问题。我们今天就用人类学的一个观点，也许叫少数法则（minority rule），来看一下有小部分人是怎么对待死亡的。这就是我要讲的佛教传统（buddism tradition）。

清华大学的研究小组在东北调查了一个天主教的疗养院（catholic nursing homes），然后在北京，我去了天音养老院。我组织了清华大学的一个志愿者团体，每个月至少去跟这里的老人坐下来聊一个小时，我给他们报销路费。这是一个基于人类学的研究。人类学对老龄化的关注比较晚，最早是美国的威廉·西蒙斯（William Simmons）在 1949 年写的《老年人在原始社会中的作用》（the Role of the Aged in Primitive Society）。我看到一篇书评，说这本书是一座孤独的纪念碑，就是说同样的主题在之后的很长时间都没有人再写。1978 年，美国人类学、老年学和生命历程协会（The Association for Anthropology, Gerontology and the Life Course）成立了，开始出现比较集中的老年学研究。

我认为有两本关于老年研究的书应该介绍给大家。第一本是吴永梅女士的《日本的老年人护理》（the Care of the Elderly in Japan），是她在日本的三家养老院做的人类学研究；第二本是杨晋涛的《塘村老人》（*the Elders in Tang Village*）。这两本书可以给我们一些启示。其中一个启示是，在初民社会，老年人的社会地位相对比较高。老年人相当于一个知识百科，虽然他不能劳动，但是他具备很多经验，熟知很多常识，还能预测天气。进入工业社会之后，老年人的社会地位下降了。老年人社会地位的下降和信息时代的来临是有很大关系的。

我们做的寺院养老的研究，主要是针对福利多元化（welfare pluralism）的批评。中国社会学界在最近 15 年接受了西方的福利多元化观点，很多经济学家认为当福利国家出现问题的时候，应该搞多元化的福利制度，包括市场、基金会、慈善组织和政府等，都应该参与到福利建设中来。我们的政策执行者接受了这个观点，福利事业不应该全由政府来管，而应该让市场和社会组织进入。近几年，中国养老地产行业高度发达，但实际上地产公司打造的养老机构只占中国养老机构的 12%。70% 的养老机构是公立的，其余是民办的。尽管市场进入养老行业的雷声很大，但实际上雨点很小。

我们提出一个问题，除了市场以外，还有没有宗教的角色参与到老年护理当中？我花了一个月的时间在网上找佛教的养老院，一共找到 52 家。我让学生做了一张地图，从地图中可以看到，全国范围内，佛教养老院在东南沿海是最多的，尤其是在长江三角洲，包括浙江、江苏、福建这一块。

养老院养老在中国是有传统的。20 世纪二三十年代，中国的佛教发生了一次革命，即人间佛教思想的出现。这跟中国现代知识分子对佛教的批判有关。例如，梁漱溟先生走到太虚法师的教室里，在黑板上写了六个字，"过去现在将来"。他指责佛教徒只关心将来，不关心历史，也不关心现实，只关心死亡。太虚法师回应说我创造了一个人间佛教思想，就是要做普济。在太虚法师等大师的指导之下，中国佛教界开展了一次人间佛教运动，倡导佛教不应远离人间烟火，而应以出世的精神做入世的事情。太虚法师当年就在泉州大开元寺，这里有两个养老院，一个住着男性，一个住着女性。在之前，他去做了一个关于人间佛教思想和老年福祉的讲座。

其实在太虚法师之前，中国就已经有了佛教养老的实践。首先，佛教徒要养老；其次，佛门中人如民间居士也要养老。明清时期，太监组织了"义会"，他们在宫里挣了大笔的钱，然后在北京周边捐建了很多寺庙，出宫之后就搬到这些寺庙里养老。过去广东的自梳女在南洋赚了钱，回来之后不嫁人，建立了相互养老的组织，叫冰玉堂。

在中国，佛教能够为社会提供养老服务，归功于两个政策：2012年，政府允许宗教组织设立和运营医院、养老院、康复中心；2013年，政府解决了出家人的养老问题，提供了医疗保险、社会保险、退休金和最低生活保障。这些政策给佛教走向养老之路提供了便利条件。佛教养老院有寺院自建的，也有居士兴办的，还有佛教基金会兴办的，这里还涉及一个佛化的问题，我觉得非常有意思。

梁漱溟当年说过一句话，中国人不可佛化。他曾经为了出家自杀过，最后由佛入儒，成了大儒。"佛化"这个词是他发明的，佛化就相当于佛教文化输入到中国社会（buddhist culture inputs）。我最近发现，养老网上大概有4000多家养老机构，其中10%的养老机构在介绍中表明设立了佛堂。一些私营的养老机构开始走向佛化，而公立的养老机构是不允许建佛堂的，所以以后私营养老院建佛堂的比例会更高。

在中国，人间佛教思想的主要继承人是赵朴初、郑颂英和星云法师。还有位老先生给中国佛教界提出三个希望。第一个希望是整肃庙风，第二个是传播佛教，第三个是兴办养老院。南山讲寺建立了一个中产阶级模式的养老机构，寺庙周围全都是养老的建筑。福建沙县的吉祥寺很了不起，收留了100多位无家可归的老年人。但是这些佛教养老机构全都只对佛门中人开放。还有一种非佛教徒模式，不是佛门中人也可以进去，这就是镇江大圣寺。镇江大圣寺的住持在电视上看到中国有100万失独老人，他开了一个收留失独老人的养老机构。但是很多失独老人在进去后不久就变成了佛教徒。佛教养老跟普通养老院养老送终的方式不太一样。佛教养老中最重要的不是养老，不是老年护理，而是修行。而且这里不提供面面俱到的照顾，而是倡导生活一切从简。此外，它还提供了临终关怀。这个临终关怀有两类。

我去常州的宝林禅寺采访了一位大师傅，他不反对在老年护理中使用西药，因为他毕业于南京大学物理系，他说他的寺院就像一艘宇宙飞船。另外一家寺院却坚持不用西药，不使用现代科学手法，强调用意念战胜疾病的痛苦。所以在佛教养老中还存在是否使用西药这类争论。

有一个佛教用语叫"往生"，北京有一个400多人的往生助念团。如果一个佛教徒临走时没人陪伴，这个团体会派5个人到他家里帮忙念经，在他死亡的过程中陪伴他，类似于精神关怀。

儒家有回避死亡的观念，那么该如何克服对死亡的恐惧呢？儒家的对策是立德、立功、立言。这源自战国时期的一个故事。一位上卿造访另一个国家。这个国家说我们国家延绵5000年，可谓不朽吧？这位上卿回答，这根本不是不朽，要想做到延绵不朽，须立德、立功、立言。对于现在的医生来说，立德、立功、立言意味着把病看好，当一名好医生，传播医学思想。只要做到这些，按照儒家的思想而言，您就不用害怕死亡了。而我们中国老百姓说儒家用这套做法来对抗死亡的恐惧还不够，我们还需要血脉相承，所以我们有家族、有孩子、有制度。道教强调的是灵魂不朽，死后变成鬼魂、转世，这是另外一回事。

1947 年，潘光旦先生看到一条美国养老院残害、虐待老年人的新闻。潘先生是清华大学社会学系的，他写了一篇文章，说多亏我们中国没有发生这样的事情，中国是因为有"生事死祭"那几件事，实际上从庆贺出生（celebration of birth）非常自然地过渡到道德化死亡（moralization of death）。我们把这个事做得非常好，因为我们有儿子。那么无子者该怎么办？而且现代社会，有子就能解决养老问题吗？

除了死亡的恐惧，死亡的另外一种代价就是花费。在我们调查的 776 人里，我们就发现了城镇居民的平均死亡花费是 3.3 万元。我父亲 2015 年去世，我给他下葬。在定陵旁边做的坟墓，只有半平方米，花了 8.7 万元。我估计在广州和深圳得花十几万。城镇居民的死亡花费平均下来是 3 万多元，也是一笔很大的开销。

我们到了沧州的渤海双园，一个佛化的养老院里去，进行进一步的佛教养老研究。那里一共有 400 位老人，其中 100 多位老人已经签署了海葬协议。到目前已经有 69 位老人的骨灰撒在大海里。这跟广东人的思想真不一样，昨天我跟我的司机讲了这个故事，他说我们广东人接受不了海葬，必须要土葬，因为这涉及到风水。所以养老最后涉及如何送终的问题。郑和的坟墓是衣冠冢，可能有一部分他的骨灰带回来了，但是绝对不会把他的尸体从南太平洋带回来。希区柯克（Alfred Hitchcock）、阿姆斯特朗

（Neil Alden Armstrong）、张爱玲、巴金都是海葬。中国的海葬跟政府的政策有关系。政府提倡土地保护和环境保护，倡导节地生态葬，把安葬和环保联系起来，提出来的葬法有树葬、花葬、骨灰盒葬。

我们很快就注意到，海葬文化正在被佛化。在访谈的时候，我们发现很多选择海葬的人都是信佛的。这是赵朴初做的榜样，赵朴初是中国佛教协会的会长，在广东佛山组织成立了一个全国海葬工作（文化）交流委员会。他们把海葬和佛教联系在一起，相信转世再生，而转世只能来自念好佛经，广行善事，恪守佛法，生活一切从严，以修行为主，而养老为次。这是他们提出来的一个原则。

海葬为什么跟环保有关系？海葬首先是一种佛教思想，把骨灰、面粉和香油揉成块状，撒到海里喂鱼，是解救众生的一种做法，跟放生的意思是一样的。但更有意思的是，海葬更为直接地跟环保联系了起来。比如有位老太太说，她做过超市生意，用过大量污染环境的塑料袋，所以选择海葬是希望为环境保护贡献点力量。有位老先生说话就更有意思了。他提到中国人讲五服，出了五服就没人祭祀了。现在情况更是如此，甚至出了三服，也就没人给你祭祀了。与其孤苦伶仃地等待小坟包被慢慢填平，不如海葬，早点省下一些土地。这是非常现实主义的一个想法。也有佛教大师提到海葬和环保思想，一位是圣严法师，一位是星云法师。圣严法师讲四种环保，分别是心灵环保、生活环保、礼仪环保和自然环保。星云法师强调惜福的概念，这是一种报应观。实际上，海葬并不是佛教传统，佛教的丧葬传统是树葬、天葬，还有少见的水葬。

中国人非常注重纪念仪式，海葬没有留下纪念的场所，以后该怎么祭奠？所以在上海建立了一个非常雄伟的海葬纪念碑。张家口、沈阳等城市也设立了海葬纪念碑。我们调查的双元安养院还没有做纪念碑，但我们跟住持交谈的时候，他说这佛堂就是纪念场所。每年清明节都会通知海葬的逝者家属来这里诵经念佛。最后，我觉得佛教的环保观念挺有意思的，实际上它就是一个报应观，即我们所有的自然的生态危机，根本不是一个生物学危机，而是人类的心灵危机。

谢谢大家。

医学：型塑中日近代科学发展态势差异的关键？[①]

周　程

　　在报告开始之前，我先做一个广告。刚才景教授的报告非常精彩，涉及衰老问题，正好我们下礼拜将会举办第二届北京大学医学人文国际会议，叙述生命衰老与死亡。这也与今天一些报告的主题非常契合。

　　其次，我还要做一个广告。在我到北京大学医学人文学院担任院长之后，我们从 2016 年开始，每年在北京大学总部举办一次清明论坛——北京大学清明论坛。我希望北京大学能形成惯例，每年举办一次清明论坛；另外，北京大学还可以办一个重阳论坛，这是我的愿望。

　　北京大学清明论坛讨论什么？2016 年我们主要讨论生与死的问题以及生死教育问题。而北京大学重阳论坛则可以定在每年秋季，讨论老年人照护以及进入老龄化社会需要面对的问题。2017 年 4 月 5 号前后，我们的清明论坛照常在北京大学召开。2016 年清明论坛第一次召开，10 多家媒体对它进行了非常大范围的报道。没想到在北京大学对生与死两个如此机密的话题进行大范围的学术交流的时候，引起了这么大的反响，我也非常高

---

　　①　本文根据作者在第二届亚洲医学人文精英训练营的讲座录音整理而成。

41

兴。在这里，我郑重地邀请程教授和在座的各位明年清明节来北京参与论坛。

作为开场白，我向大家介绍几个数据。

由于职务的关系，2016年11月我带团到日本关西地区参观了许多医院和大学中开设了讨论生死等问题的课程的教育机构，其中一个是大阪周边的基督教医院。在与我们沟通交流的时候，他们提供了一个数据：在日本，有1/2的病人患癌，但只有1/3的人因癌症而死。也就是说，这中间有一个数据差异。另外，病人进入生命末期之后，选择在医院接受临终关怀缓和疗护（也就是放弃积极治疗）的比例是12%，在家中死亡的比例是8%。刚才程教授提到，我国的农村居民进入生命末期后大多选择回家，在家中死亡。在日本这样的发达国家，家中死亡的比例仍然有8%。这不是一个经济问题，而是观念转变的问题。

日本末期病人放弃治疗的比例是12%，在今天，中国放弃治疗的病人的比例可能也不会低于这个数字。中国末期病人放弃治疗的主因可能在于经济问题，但日本更多的是认为无效的救治没有必要：把一辈子医疗经费的80%都投入生命的最后三个月没有意义。于是他们选择让医生进行止痛，帮助缓解痛苦。更重要的是包括基督教在内的一些宗教团体以及许多其他团体作出的努力，如医学人文研究团体。12%的日本末期病人在医院进入安宁疗护病房，不再进行毫无意义的肿瘤切除手术等无效的治疗，而是承认临终这个事实，尽量放缓它的速度，让自己安详地面对死亡。

在日本，选择缓和疗护的末期病人只需要承担10%～30%的疗护费用，每月只需承担4万～10万日元，换算成人民币为2400～6000元。为什么这么低呢？因为日本医疗保险每天可核准报销 5 万日元。这其实是一个社会问题。不过，在日本最大的问题就是房子小、空间成本大，即病房费很贵。带浴室的单间病房每天需要 3 万日元（约 1800 元人民币），即使是四人共住一间的病房，每天也需要 1.5 万日元（约 900 元人民币），因此大多数末期病人只是在最后一个月选择接受临终关怀疗护。

在设施条件方面，医院除了组织医师、康复师、营养师为末期病人提供服务外，还对他们进行价值观辅导和精神慰藉，甚至每周为他们开展一次音乐疗护。在人文医学中，除了康复治疗外，还有一些重要的末期治疗方式，如音乐治疗、环境治疗、温泉治疗等。举个例子，末期病人的洗澡是个大问题，需要别人帮助，但当他们被放到浴缸里、沉入水中时，他们会感到特别恐惧。为了应对这种情况，日本专门研制出一种特殊的浴缸，价值 1000 万日元（约 60 万元人民币），它的特殊之处在于不用移动病人，浴缸可以根据病人的位置调整高度。末期病人只需要躺在特制的床上，不会有下沉感，也就不会感到恐惧。另外，在病房里可能还会有各种各样的小灯，为末期病人营造一种祥和的氛围；甚至一些病房还配备有厨房，家人可以为末期病人烹制各种他们想吃的食物。对于末期病人来说，还有哪些债务没有还、哪些心愿没有了等问题，都需要人文关怀，以帮助他们安安静静、祥和地进入他界，这非常重要。

通过以上这些，我们可以看出，日本和中国目前的社会发展水平是不一样的，存在相当大的差距。至少在临终关怀方面，无论是硬件还是软件水平，日本都做得比我们好。

同时，日本不仅仅在医疗护理方面优于我们，更在很多医学研究领域遥遥领先。

大家知道，2018 年日本京都大学教授本庶佑获得了诺贝尔生理学或医学奖，他与美国免疫学家詹姆斯·艾利森（James Allison）在治疗癌症方面取得了极大的突破，确实应该拿这个奖。目前治疗癌症无非四种方法：一是手术疗法；二是物理疗法即放射性治疗；三是化疗，用药物直接攻击靶点；第四种方法即是本庶佑与詹姆斯·艾利森的研究所提出的免疫疗法。人体内有大量的免疫细胞（T 细胞），它们通过一种名为 PD-1 的细胞表面蛋白识别入侵的病毒进而进行攻击，但许多癌细胞十分狡猾，同样携带正常细胞的一种跨膜蛋白，帮助其逃过了免疫细胞的攻击与清理。免疫治疗的原理就是通过解除免疫系统的限制（即 PD-1 抑制剂）或者解除癌细胞的防御系统，让身体的免疫系统来杀灭癌细胞。这一方法也会导致免疫细胞对体内很多正常健康的细胞进行攻击，但是这样的副作用比起治疗癌症的重要性就微不足道了。因此，2014 年这种疗法在美国被批准上市，两年之后在日本上市。应用这种疗法的病人存活率应该在 30% 以上，在日本反响很好，本庶佑因此获得了诺贝尔奖。

2016 年，日本人大隅良典因其在细胞自噬机制方面的研究也获得了诺贝尔生理学或医学奖。细胞自噬，就是说我们的体细胞中有多余或坏死的蛋白或细胞器，细胞可以通过双层膜结构的自噬小泡将它们分解成氨基酸，再将其融合起来变成新的、有用的物质。一方面，如果没有细胞自噬，旧细胞的衰亡就会在体内蔓延得越来越快，加速老年痴呆的到来。另一方面，这也提供了治疗癌症的新视角：如果可以让癌细胞分子的自噬功能失效，那么它的生存维持系统就会大幅弱化。细胞自噬机制的发现开辟了很多新的研究道路，如为什么体育运动可以使身体变得年轻、有活力等。

再往前看，2015 年，我国的屠呦呦教授和日本的大村智一同获得诺贝尔生理学或医学奖，他们分别发现了治疗疟疾的开创性疗法和治疗蛔虫感染的新疗法。再往前，2012 年，日本京都大学教授山中伸弥因诱导多功能干细胞 IPS 细胞的研究获得诺贝尔生理学或医学奖。这方面的技术研究如果能够获得突破，对于人类寿命的延长将起到至关重要的作用。

大家可以看到，在这几年中，日本在生物医学领域就拿到了四个诺贝尔奖，这四个奖是具有排他性的，意味着日本已经在医学领域走到了世界前列。如果加上 1987 年的利根川进，日本就拥有了五个诺贝尔医学奖获得者。

总的来说，无论是在医疗护理方面还是在医学或生物学研究方面，中日之间都存在着比较大的差距。那么，究竟是什么原因导致中日在医疗或者说医疗护理等方面形成了这么大的一个差距呢？

这个问题是本文的核心主题。我是做社会史或者说科学社会史研究的，现在更多地关注医学社会史。社会史和社会学不一样，社会学要做数据和前沿的东西，而社会史是在历史档案里、图像里、文档里做研究。社会史琢磨过去，社会学琢磨现在，但琢磨现在和过去都是为了面向未来，这一点是相同的。本文就从社会史的视角与大家共同讨论中日之间近代医学发展（包括医学、医疗照护等方面）产生这么大的差距的原因。

日本画家司马江汉（1738—1818）有一幅著名的图，叫作《和汉洋三贤图》（*The Meeting of Japan, China and the West*）。"和"即指日本，"汉"即指中国，"洋"即指西方。图中，来自日本、中国和西方的三位贤人坐在一起，中间的是日本人，中国人坐在左侧，西方人坐在右侧。中国人旁边放的是一本书卷《博物本草》，另一侧的西方人手持的书上画着人体骨骼，而日本人站在中间，靠近或者说偏向了基于生物解剖的西医，而远离了基于药草的中医。他为什么偏向西方生物医学呢？我们需要在更大的背景下去分析。图片后方的背景是在对人物的行为加以说明。这个图的大背景是一个救火图，救火的人有三支队伍，包括用马达和抽水管道救火的西方人、提着水桶并挥舞着旗帜向前冲的中国人以及一群日本人。相对于提着水桶救火的中国方式，西方的科技似乎是更加现代、更为有效的方式。这就是日本人在当时作出的判断。这幅图的作者司马江汉生活于18世纪，在明治维新之前。如果是在明治维新之后，我们对这样的判断不会感到惊讶。但在鸦片战争之前，他就已经对西方的医学和中国的医学有了这样的看法，这表明中日之间差距的形成并非如康有为所言是明治维新时开始的，而是远远早于明治维新。也就是说，中日之间的差距在很早就有了根源。回到这幅图来说，在司马江汉看来，基于本草的中医与基于解剖的西医之间的功能差异，犹如用木桶泼水救火和用水龙头抽水救火之间的差异。

那么，司马江汉何以对中医和西医产生这样的认识？这种认识对日本后来的学术发展（包括医学、生理学、康复、营养等领域）产生了什么样的影响？这是我们要从社会史角度去思考的几个问题。

在这里，我想借用物理学的"相位差"来描述中日开国锁国的历史状态。简单地理解它，就是一者到了波峰，另一者就掉到了波谷。开国和锁国的相位差，就是指中国一开国，日本就锁国；而中国处于锁国的时期，日本则开国。这些差异是导致后来中日之间社会发展差距的很重要的原因。

1582年，利玛窦（Matteo Ricci）从肇庆的港口进入中国传教，开启了中国开国的一个时期。在传教士看来，日本相信中国的东西，要想在日本传教成功，首先要在中国传教成功。而1633—1639年，日本德川幕府为禁止天主教在日本的传播，先后颁布了五道锁国令，只保留了与以新教信仰为主的荷兰的贸易往来。因为日本的物产很匮乏，需要进行国际交流。中国与日本不同，地大物博，但也缺一样东西——硫黄，而日本最多的就是硫黄。反过来，有一样东西日本很少而中国很多，那就是硝石。硝石加硫黄加木炭，最后做出来的就是炸药。而中日都有木炭。对于日本来说，战国时期群雄割据，有硫黄但没硝石也没有办法。而在中国，上层社会也需要硫黄。明朝末期，日本与中国的贸易动力是什么呢？实际上就是硫黄和硝石的交换。这个交易在那时候一本万利，日本的硫黄流入中国市场会大赚，硝石到了日本也是大赚，利润甚至超过300％。在这样庞大的利益面前，政府官员是管不住的，所以广东沿海官府根本没办法，倭寇始终缉拿不到。倭寇中有日本人，但不全是日本人，相当多是中国人。另外，日本需要跟西方做贸易，就在长崎外面打开了一个小岛——出岛作为口岸。在日本长期锁国的状况下，交易只能在出岛进行，外国人不能到日本本岛上去。但这个贸易一直到后来日本开国都没有中断过，因此日本对西方世界还是熟悉的。由于日本需要与西方进行贸易，所以它一直没有停止对西方语言的学习和对西方语法的研究。而中国地大物博，虽然缺少硫黄但它也并不十分重要，所以我们不一定需要与其他国家贸易。因此中国一旦锁国，就是真正的彻底关闭国门。

1721年，康熙六十年前后，罗马教廷不允许传教士在中国行跪拜礼仪，惹恼了康熙皇帝。这实际上是中西方的礼仪之争。康熙皇帝下令将传教士大批大批地轰走，只留下了京城里看天相的很少一部分人，开始了中国的锁国阶段。而同一时间段的日本发展趋于稳定，开始扩大生产，希望引进西方的科技与技术。于是，德川吉宗于 1720 年开始了享保改革，日本开国。

值得注意的是，中国在开国阶段翻译了大量西方的书籍文献，日本在 1720 年后便统统接过去学习了。日本自身没有文字，但日本有很多学者学中文，就把这些成果直接学习过去了。在中国，大部分翻译的书籍普通老百姓是无法看到的，只供皇帝与上层官员翻阅，因此，大量翻译而来的西方知识并未在中国得到广泛传播，反而在中国锁国、日本开国后一股脑地传入了日本。这是第一步，日本在开国后就得到了这份来自中国的礼物。

除了通过汉语了解西方、通过汉语建立起西方的概念体系，日本人还逐渐开始学习西方语言。在锁国期间，日本为了维持对外贸易留下了出岛作为唯一的港口，在军队的管控下做生意。要做生意，就要学语言。在这种情况下，荷兰人为了赚钱都会学日语，日本人为了赚钱也学荷兰语，这也是日本社会和中国社会之间的一个差异：中国是儒教社会，所有人都要学习四书五经考科举，去念荷兰文、西洋文就是不务正业，所以中国没有多少人学外语。徐光启翻译《几何原本》，其实并不能算真正的翻译，只能算口授笔录。西洋人用耳朵学语言，中国人用眼睛学语言，不说话。在西方人看来，中国每个汉字都是一幅画，他们看得头大，但是他们的耳朵管用，也能表达。利玛窦能把洋文翻译成中文说出来，但不会写；徐光启听不懂洋文，但他能写。这就是徐光启做的事情，也是中国很多人做的事情。日本的继承传统是长子继承制，即所有的家产只有长子可以继承，其余子嗣无法分得任何家产。所以非长子必须依靠自身的本领过活，如做武士或者学习冶炼技术等。等他变成自立门户的家长了，他的子嗣又开始了新一轮长子继承。但中国是儒教社会，讲求多子多福与以孝为先。不孝有三，无后为大。孩子数量的增加会影响到家产的分割。在中国，人口增长得非常快，动机就在于中国文化中多子多福的观念。这也导致了一个结果，就是中国的资产不断被划分为越来越多的小份。而在日本，长子继承了所有家产，非长子就不得不学习本事改变自己的命运，例如，学习荷兰文，提高自己赚钱的能力。这一点上，中日之间的差别相当大。在那个时候，很多日本人就开始修读外文，这一批修读外文的人后来又散布于日本各地。

另外一个因素是，日本学习了中国的朝贡体系。中国的朝贡体系是藩属国来中国朝贡并进行贸易，而日本的朝贡是从长崎到东京。马队驮着礼品从长崎出发，到东京需要三个月的时间。路途遥远难免会有人生病，很多大名或者贵族就会带上医生随行。在路上遇到生病的情况，如果把中医方法都用遍了也没办法治好，就会求助于西医。这就像我们今天治疗癌症一样，利用多种方法一一尝试。西医的效用在这个过程中逐渐显现，被日本人看到并重视，这就促进了后来西医在日本的推广学习以及西方医书的翻译，外科也逐渐在日本发展了起来。在1609—1850年间，这样的朝贡共进行了167次。其中1633—1790年，也基本就是在日本锁国期间，几乎每年进行一次。在这漫长的过程中，大名们敦促大量医生学习荷兰文、翻译西方医书、了解西方相关的知识。这其实是解读中国和日本差异非常关键的一个事实。在这个过程中，中日之间的知识差距就开始形成了。中国人看不懂外文，而日本人能看懂。懂了外文，就会有人研究它的语法。对一种语言由不懂到懂，没有半个世纪的时间是无法解决的。尤其是先懂语言，然后琢磨语法，再去编辑词典，这个过程没有长达几十年的交流根本行不通。大

家知道日本在交流过程中将关于西方的概念体系全部建立起来
了，但我要强调一点，日本人没有那么聪明，他们是把中国锁
国期间流入日本的那些东西作为基础和铺垫，中国实际上是帮
日本干了活。日本就在中国成果的基础上建立了体系。

中国与西方的语言交流，则迟至 19 世纪，林则徐为了禁
烟，需要了解西方，却发现对其一无所知，便依靠那些偷偷摸
摸做生意时学了几句英语的人进行翻译，将信息汇总起来，才
形成了《海国图志》。而日本在我们完全不知道的时候，已经
将沟通的体系建立了起来。日本人一开始没有学习英文，但他
们将荷兰语搞明白了，英语和荷兰语之间有沟通，实际上慢慢
地借助荷兰语，学习英语的这个桥梁就打通了。所以到了明治
维新时，日本不仅愿意学习西方，而且也有能力学习西方。我
们要强调主观意愿有差异，我们很晚才有这个意愿；同时，有
这个意愿的时候，有没有能力也很重要。那时候，日本人既有
了学习西方的意愿，也有了学习西方的能力。这一点的差异是
我们要特别关注的。

那么最终结果体现在哪里呢？

1774 年，日本翻译了《解体新书》（*Anatomische Tabellen*），
当时的中国还没有一个人能懂，而日本就已经翻译了全书。《解
体新书》中的插图也比 1543 年维萨里的《人体的构造》中的图
解要详细得多、新得多。日本把这套西方的医学体系建立起来
了。不仅如此，《解体新书》问世之后，介绍西方医学的著作作
为日本的教育产品而不断涌现。1793 年，宇田川玄真翻译的
《西说内科选要》将兰医（经过荷兰传到日本的西洋医学）从外
科扩展到内科；1805 年，编写了《医范提纲》，附有铜版图谱，
涉及许多生理学、病理学问题；1822 年，他翻译校补了《远西

医方名物考》，这是一本药物学著作；还有后来的《重订解体新书》，也是在 1800 年前后做了一些新的翻译。

由此，我们可以看出中日两国带头学科的发展差异很大。在日本，最易摆脱传统科学束缚的学科是医学，西方医学对于救命很有用，于是日本就先学它。日本近代医学的率先发展带动了生理、病理、生物、物理、化学等实验科学的发展，进而促进了包括医学在内的工程技术在日本的大发展。而在中国，天文学与传统观念、传统科学的联系都十分密切。中国近代天文学的率先发展虽然刺激了数学等理论科学的发展，但未能推动实验科学在中国的大发展。当然，医学的外科、内科等都基于实验科学而来，在中国也发展得非常困难。

这样一个历史发展演变的差距，后来我们也没有找到机会缩小。鸦片战争之后，中国的命运比日本要艰难得多，遭遇了无数的战乱。因此，中国以医学为核心的整个实验科学体系就没有很快建立起来，直到 1949 年以后才有较大的发展。而日本的医学长期发展着，有着丰厚的历史积淀。这样看来，中日之间在实验科学领域，尤其在医学领域表现出的一些差异就不难理解了。放眼未来，中国还是需要认认真真、踏踏实实地做些基础性工作。我们和日本的差距是历史原因所致，追赶起来需要时间。

请大家批评指正，谢谢大家。

程瑜： 周老师讲的内容对于我们认识西医在东亚地区的发展帮助很大。反正我是学到了很多东西。以前我还真不了解这个方面的很多东西，只知道我们很多词，特别是近代科学的名词是从日文里借过来的，如"社会""文化"等，但是今天通过周老师的分享，我们系统地了解了一下。在座的各位有没有问题，请大家举手。

学员：周教授您好，我是周殿华，之前一直代表组委和您联系。我们的学术背景比较相近，我是做科学技术学（Science and Technology Studies，STS）出身的，在加入中山大学之前，我在政策所也待过一段时间。所以今天看了您的议题之后，我觉得很亲切，里面有很多我们这个行业或者我们学术体系的术语，比如说干细胞、诱导性多能干细胞（Induced Pluripotent Stem Cells）、PD-1 免疫疗法之类的。我本人之前是做创新的，我想您也知道做创新是做尖端的一些技术，在很多情况下，这种技术并未成熟或者说没有应用于临床领域，所以我在加入医学人文研究中心之后，一直在思考如何将 STS 和医学人文有机地结合在一起。您今天的议题——科学技术史或者说医学技术史这方面的东西其实就是一个很好的结合点，所以我想听听您的意见和建议，看看是否还能找到其他的一些研究点。谢谢。

其实很多学医学的或者说是其他学人文的学者进入医学人文领域，对于怎么寻找一个好的研究点可能有点困惑。因为过去大家学的东西要么是医学科学，要么是社会科学或者人文科学，现在很多人包括在座的各位可能也未必有医学背景，一下子让大家进入医学院里进行人文研究和教学工作，要怎么把它们结合起来呢？怎么使自己的研究更加贴近自己所面临的问题呢？这是需要时间来探索的，没那么简单。我已经去北京大学医学部工作一年半了，到今天我也还是会遇到很多困难。

说到现在医学人文还有哪些研究点值得研究，我觉得至少涉及以下几个方面。

第一，医学史与医学哲学史。类似于对科技史与科技哲学的研究，实际上是在做文化。在这个领域，张大庆教授、甄橙教授、王一方教授以及唐文佩教授等，都产出了许多成果。

第二，北京大学也开设了医学伦理与法律系。丛亚丽教授对于医学伦理的研究很有见解，王岳教授对于医学卫生法的研究也十分深入。

第三，很重要的就是医学心理学这个领域。现在中国的疾病太多了，即使在北京大学，学生患心理疾病的比例也很高。现在存在一个问题，就是拥有处方权的心理学医生太少。所有毕业于师范大学，包括北京大学基础医学在内的心理学医生，都没有处方权，他们在医院里无法担任临床职务。我们说健康中国，心理健康很重要。医院科室招不到人，那大学里那些学基础心理学、实验心理学的学生能做什么呢？什么也做不了。这在中国是个空白领域。但另一方面，那些做临床医学治疗的人又很难发表文章，要是按文章去选人，他们就都没戏了。所以，我觉得医学心理学这一领域的学科建设是很值得关注的。

其实更重要的是，我们谈医学人文更多是在讲学院建设或者学科建设，也就是说，医学人文包罗万象。但在学科建设上面，真正的着力点应该是人文医学，而不是医学人文。什么叫人文医学？就是和生物医学、物理医学全部区分开的，如刚才提到的临终关怀、心灵或者信念治疗、心理治疗、音乐治疗和康复治疗等，以及其他非物质性、非生物技术性药物治疗的一种相对应的人文医学。这是北京大学应该做的，也是中山大学应该做的。从学科角度讲，人文医学的范围应该是包罗万象的，包括人文治疗、人文护理等。不专门搞"人文""医学"也没关系，例如做哲学，但是学科建设落脚点还是要在人文医学学科。所以对于这个学科，我们应该共同努力，争取把它列入教育部的学科目录里面，它未来的发展空间一定还非常大。

多元文化中医学体系的思考^①

[日] 池田光穗

早上好，我的名字是池田光穗，是今天上午的最后一个演讲者。非常抱歉，我的英语不太好，但我非常愿意与大家交流，所以请耐心听我的讲解。

当我第一次来到深圳时，我想到的是一系列的凡·高油画复刻品，这是我对深圳这座城市的虚拟记忆。乔治·格什温（George Gershwin）创作了一部非常有名的纪录片，叫作《一个美国人在巴黎》。这部纪录片的第一幕讲述的是一个住在深圳的凡·高油画复刻者，他要前往荷兰参观凡·高油画真迹。我在2016年看了这部纪录片，被它深深吸引。我想："哦，我想去深圳！倒不是为了去参加医学人类学会议。"

我将展示一个关于人类、事物以及它们的"野心"迁移的人类学例子。这就是我想和你们交流的，我的演讲90%的内容都是开玩笑，所以请放松。在一份墨西哥人类学学生团体的报纸上有这样一幅漫画，"Voy a ser medica!"，它的意思是"我要成为一名医生了！"而下面一行字的含义是"我要成为一名人类学家了！"然而大家都知道，医学和人类学之间、医生和人类学家之间存在很大的差异。这幅漫画想表达的主题写在图片下方：

---

① 本文根据作者在第二届亚洲医学人文精英训练营的讲座录音整理而成。

"我原本认为医学人类学可以定义为'关于健康和疾病的人类学研究',但我改变了想法。今天,它可以被定义为'连接医学科学与人类学科学之间的跨学科范式'。"医学人类学不但是关于医学的人类学研究,它也是试图改变人们的思维方式以建立某种人类学医学的方式。这不是一个陌生的概念,因为凯博文(Arthur Kleinman)很久以前就这么说过。

我今天演讲的主题是"我们是否应该思考多元文化的医疗系统",这跟我的演讲标题是不一样的。我要讲的所有内容都包含在从 PPT 第 39 页开始的《低出生率、高龄化的社会挑战》这篇文章中。等演讲结束后,我们可以讨论这个问题,因为日本是昨天和今天的演讲中提到的非常具有代表性的老龄化社会。但是我想把今天演讲的主题改为讨论医学多元文化性的问题,主要探讨多元文化性是如何在医学语境中体现的。

我有九个很长的故事,我会尽量在一个小时内讲完。在第一个主题中,我会介绍蓝华德(Walter Lambuth)在 1920 年出版的《医学传教:双重任务》(*Medical Mission*:*the Two Fold Task*)一书,这是一本非常有趣的关于以前在中国和日本传教的新教医学传教士的书。第二个主题,我想探讨"医学传教与国际公共卫生任务有何不同"。我从 20 世纪 80 年代初开始在中美洲工作,当时我是日本政府派遣的中美洲的健康志愿者。那时我从没想过新教或基督教的医学传教与国际公共卫生任务有什么不同,但是今天我已经发现这两者有些不同了。第三个主题是"阿拉木图的 40 年后"。1978 年签署的《阿拉木图宣言》(*Alma-ata Declaration*)是关于初级卫生保健概念的非常著名的宣言。40 年过去了,今天我们应该重新讨论初级卫生保健的 2.0 版本。第四个主题是关于多元文化医学的现象学描述。第五个主题是关于健康概念的理论，这部分很重要，并且与第六个主题，也就是我的论点有关，即"人类遭受多样的苦难而单一地治愈自己"（human beings suffer diversely and cure themselves simply）。这个论点对我来说非常重要，它来自我在中美洲长期从事医疗卫生志愿者工作的经验。第七个主题"重新认识民族医学：识别西方医学和西方理性主义的霸权地位"，是关于第五、六个主题的理论方面的探讨。第八个主题，"社会资本"的概念与哈佛大学关于社会关系的理论，这是诺曼·丹尼尔（Norman Daniels）和河内一郎（Ichiro Kawachi）关于公共卫生问题的学说，他们论述了对改善我们的健康至关重要的因素。最后是结论部分——全球健康问题和多元文化医疗系统的任务。

一、蓝华德的《医学传教：双重任务》的影响

这本 1920 年出版的书对现在的我们意义重大。蓝华德是一个在中国出生的美国人，曾是卫理公会主教。19 世纪 80 年代，他曾在中国、韩国和日本传教并创建了一些学校和医院。《医学传教：双重任务》于 1920 年在纽约出版，出版方是美国学生志愿海外传教运动组织（Student Volunteer Movement for Foreign Missions）。在将近 100 年后，这本书的日文版由蓝华德创建的私立大学关西大学的出版社出版。

我标记了书中的一段话："了解原住民的看法。原住民和外国人在思想上处于两个极端。……他为流血的病人提供了一些碎冰。令他惊讶的是，第二天，他看到了几盎司捣碎的玻璃。这些玻璃是为病人准备的，但幸运的是，病人家属正等着医生回来确

认准确的剂量。他们的思维方式是'黄色'的。那个时候的中国中部，人们很容易混淆碎冰和碎玻璃，因为这两个词听起来很相似。"事实上这两者有很大的差异，在今天看来几乎是可笑的，但在当时却是一个非常严重的问题，而传教士肯定认为当地人与西方人完全不一样。

西方医学与其他医学体系之间的比较意识对于我来说，对医学人类学或理论医学人类学、理论文化人类学来说都非常重要。有一张让我印象非常深刻的照片，它的标题是"美国传教士医生和他的非洲竞争对手"。"竞争对手"这个词非常有趣，因为在这个概念出现之前，他们认为当地人不是竞争对手，而是非理性的人；当地没有医生，只有疯狂的、非理性的人。这种意识不算强烈，但也算得上是对当地原住民的一点尊重。因此这张照片对我来说非常重要，也有助于对医学人类学的历史进行重新思考。

二、医学传教与国际公共卫生任务有何不同

在《医学传教：双重任务》问世 60 年后，也就是 1978 年，世界卫生组织（WHO）通过了《阿拉木图宣言》。因此，之前的"竞争对手"现在变成了合作者。以前，医疗工作通常是一种家长式慈善（paternalistic charity）的形式，但是今天，医疗被视为一项基本人权，每个人都有权改善自己的生活质量。我是日本政府派遣的健康志愿者，于 1984—1987 年间在中美洲洪都拉斯的农村地区做过抗疟疾的工作和与流行病学相关的公共卫生工作。

我使用的是戴维·沃纳（David Werner）写的《没有医生的地方》（*Donde no hay doctor*）这本手册。这本手册在第三世界国

家的公共卫生工作者中非常有名。这本手册经过了三次修订，封面上写着："远离医疗中心的农民指南。（Una guia para los campesinos que viven lejos de los centros medicos.）"这本手册适用于生活在远离医疗中心的偏远农村的文化主义者。它令我着迷，因为那时当地人都深信不疑：西药是仁爱的，因此他们一直想找医生。当我去调查他们日常生活中的卫生习惯时，所有村民都以为我是一个有很多药的外国人，他们总是向我乞求一些药物："有人生病了，请给我药，任何一种药。"我感到有些生气，因为他们拥有良好的自然环境，他们种植了传统药物、草药，而且他们非常严谨，他们保持健康的意愿一直非常强烈。但是在外国人面前，包括在当地的公共卫生医生和护士面前，他们总是要求吃药。因此对我来说，这本手册赋予了当地村民更多的自主权："哦，你的问题可以按照这本手册解决。"

三、《阿拉木图宣言》签署 40 年后发生了什么：所谓的初级卫生保健

关于初级卫生保健的新项目，我有四个问题。

其一是关于全球需求的日益复杂化，包括今天的环境污染和生态危机；社会贫富与卫生差距；全球老龄化水平的上升；国内和跨国宗教与政治冲突引起的高强度暴力、慢性病和传染病的双重负担；性别差距；青少年暴力文化；吸毒和药物依赖；生活质量准则争端；新近出现的健康主权和世界范围的医疗保险覆盖任务；等等。

其二，人们正在寻求一种新的范式来解决上述问题。例如，许多社会科学家，如罗伯特·帕特南（Robert Putnam）和河内一

郎（Ichiro Kawachi）在寻求并创造新的方法来思考社会资本与健康差距，以及生态学观点之间的关系。

其三，让我们看今天的联合国计划，从联合国开发计划署（UNDP）的千年发展目标到可持续发展目标（Sustainable Development Goals，SDGs）。2012 年，联合国大会提出了 SDGs。在今天的日本，从政府官员到当地居民都知道 SDGs："哦，SDGs 非常重要"，但是 SDGs 的内容是什么？"不知道""是个好东西"。联合国《2030 年可持续发展议程》倡导"改变我们的世界"，确实，改变我们的世界非常重要，但是在改变我们的世界之前，我们应该先改变自己的思想。无论如何，我认为可持续发展是一个很好的概念，它正在用多种方式纠正世界人民所面临的所有问题。借助戴维·哈维（David Harvey）的理论框架来形容的话，就是"现在我们生活并共存在一个时空被压缩的时代"。

最后一个问题是，每个国家都有应对公共卫生问题的经验，但即使是现在，许多国家之间仍缺乏交流与合作。可以说，国家之间交流的一个障碍是，医疗和公共卫生政策在每个政治领地中都可以起到福柯派意义上的治理（government）与治理术（governmentality）作用。此外，我们应该记住 18 世纪鲁道夫·维尔丘（Rudolf Virchow）的一句话："医学从骨子里就是一门社会科学。（Medicine is a social science in its very bone and marrow.）"这个口号出现在许多英文的医学人类学教科书的开头，尽管现在这个口号的意义跟维尔丘的原意稍有不同，但仍值得我们牢记。日本医生、中国医生和中国卫生人员对社会医学的思想和观念都不会感到陌生，毫无疑问，医学就是一门社会科学。

四、医学的多元文化性

我对多元化医学的定义是：它是一种多种医学体系共存的社会状况，同一个体可以对其中的不同医学体系进行多种选择，包括每个执业医师、患者及其家人。多元化医学包括两个部分。第一部分是多元化的医学行为，第二个是多元化的医学体系。也就是说，多元化医学由行为和系统两个部分组成。多元化医学指的是各种医学体系共存的一种社会状况，其中存在着多样化的意识形态、从业者和服务对象。多元化医学的另一面是，如果没有多个并存的医疗系统，多元化医疗行为是不可能实现的。

这里我们可以使用一些术语，如"本体论"（ontology）和"不相容"（intolerance）。我们可以观察到各种医学系统的普遍特征，例如，在各自专业领域培养的专业人员；有用且可靠的个人"秘密"技术；医疗实践（如药品）的制度化交易市场；成为专业人员的仪式；病原学理论或民间病原学理论以及理论指导下的实践；公认良好的常规做法以及渎职行为；还有刻板印象——西方医学和民间以及传统医学仍旧被与好患者、坏患者的形象以及好的和不好的习惯做法联系在一起。尽管任何从业者都会说"我们的体系是很有独创性的，非常正宗而且古老"，但事实上许多传统医学近来都具备"发明传统"这一特点，这是本地治疗者和信徒（包括服务对象）认证并使某一做法正宗化的过程。而现实情况是，许多做法是从其他医学系统中借鉴来的，并在历史层面上将它演绎成是自己发明的。

医学系统之间本体不相容的另一方面是现代医学被当作一个参照，这种做法具有民族中心主义特征，因此会塑造出各种思维框架（即其他医学体系）。波特兰州立大学的医学社会学家玛莎·巴尔希姆（Martha Balshem）曾说："生物医学是一个善妒的学科，它坚持认为唯有它自己的建议才能帮人们铺平通往健康的道路。"我非常喜欢这个观点，所以我把这句话放在了我的网站"人类学导论"的首页上。西医作为一种民族中心主义的科学，它发现了"传统"医学，然后将自己的医学系统自我相对化，这在历史上是具有讽刺意味的自相矛盾的现象。

五、健康的概念

关于健康，我讲的第一个论点源自我在中美洲一个乡村的经历——为什么那里的人们一方面使用丰富的词语抱怨自己身心遭受的痛苦，另一方面却缺乏描述健康和幸福的语句。

我的第二个论点是：在那个特定的社会中，健康的概念源于其民间价值系统中"好"或"善"的概念，或者说"美德"。我想这种倾向可能是具有普遍性的。因此我认为，善与美的概念具有共同的特征。但是，关于"好"或"坏"的概念则根据自身文化中"民间"或"本地"概念的不同而呈现出多样化的状态。因此，尽管我认为在某种精神或哲学的层面上它们非常相似，不同社会中的"健康"形象却非常不同，它们究竟有什么不同？

第三个论点是：实际上，我们已经观察到，当地的卫生宣传者和医务人员通过使用民间形象概念的话语以及与之相关的"美德和社会公正"概念，在地方情境中实践自己的医疗技术。在我2001年出版的《实践中的医学人类学》（*Medical Anthropology in Practice*）一书中，我记下了我的这一发现。

第四个论点是：按照这种逻辑，我们可以合理地假设，社会制度框架下健康概念的历史可塑性决定了人们的美德概念。英国历史学家乔治·格罗特（George Grote）说："进行历史化（historicize），它是对我的理论的解释。"

最后是第五个论点：许多关于疾病的词语都包含了死亡的图像，以之作为疾病的最终结果，即便这些疾病只有轻微的症状。因此，人类的思维极具象征性，我们也很容易被象征性质的概念所蒙蔽。这个流程是这样的：它从疾病体验的多样性开始，到诊断多样性减少，治疗手段多样性进一步减少，最后简化到治愈或不治愈，这非常简单。接下来介绍的是关于疾病的概念的词汇和疾病词汇的多样性，然后是关于良好的健康或不良的健康的概念。因此，健康是一个非常简朴的概念，即便在当地也是如此。

20 世纪 80 年代中期，我在洪都拉斯工作时使用过《洪都拉斯公共卫生教育资料》（*Honduran Public Health Education Materials*）手册。当地人大多是文盲，所以手册里没有西班牙语注解，只有插图，因此对当地人和你们来说都非常容易理解，即使在不同的文化背景中也很容易分辨哪个是更健康、更卫生的状况。另外，在实地工作之后，我分析了这些插图对良好健康形象的刻画，它们包含了人类美德的不同方面，这触动了当地人的内心。不好的形象刻画里没有母亲的形象出现。我不知道母亲在哪儿，但是走出了家门；丈夫往往是不好的丈夫，他们不工作，或者找了情人，并且抛弃了孩子，也不做家务或者照顾家畜。但在另一个插图中，妇女正在哺乳，孩子与家畜隔离了开来，家里很干净。这是正面的形象，是教育当地人的第一种方式。最后我想说说在当地修建厕所的项目，"请大家开始现代化"，让人们不要在灌木丛中如厕，但一开始他们并不接受这种做法。通过使用这些插图，我们实现了这个项目的逻辑目标，也就是引入了现代化的做法:"我们现在是现代化的,我们不再去灌木丛里如厕,而是在现代化的厕所里,或是干净的厕所里如厕。"通过这些插图,我们指导他们如何清洁厕所,如何维护厕所,如何观察苍蝇和蚊子的出现,以及如何驱逐携带疟疾的昆虫。

以上就是对"健康"这个概念的来源的论述。

六、人们遭受多种多样的痛苦,而单一地治愈自己

这句话的意思是,人类的患病经历是多种多样的。当患者所患的疾病被确诊时,患者及其家庭成员会寻求药物和治愈方法。就像经验主义的实用主义者一样,患者和家庭成员开始反复试错,并形成虚拟的推论。他们的重点在于药物和治疗是否有效以及试错的结果。他们只对治愈/不治愈的二元逻辑感兴趣,通过患者、家庭、医疗工作人员以及旁观者众说纷纭的叙述来对疾病体验进行补充。但是,重要的是对"治愈"或"无法治愈"的判别。人们庆祝自己从疾病中完全康复,更糟糕的潜在结果(如死亡或濒临死亡的情况)没有发生这一事实使得关于康复的叙述更加突出。几乎所有的民间社会中,西方医学里的"缓解"概念在传统医学体系中并没有得到认可。因此我的观点是:人们遭受的苦难是多种多样的,而人们可以单一地治愈自己。正如邵镜虹(Jeanne L. Shea)所说,医学人类学家通过观察患者疾病的每一阶段来发展他们的研究方法和参考框架。有不少参考框架给我们提供了很多理论框架和专业术语。例如,病人角色模型、多元医学体系、现象学方法、多元医学行为、象征/符号方法、医学多元主义和传统医学的语义研究,这些都是为了解释疾病、疾痛

和健康。具体框架的选择则取决于你所研究的地区。

七、对民族医学的反思：对西医和西方理性主义霸权地位的认知

我们刚刚讨论了对实地场景的观察，现在我们把视野扩大到全球范围。传统医学是一个被想象出来的系统。在很长的一段时间里，我们一直认为这世上存在地道的"传统"医学，因此我们一直在收集和分析有关"传统"医学现象的资料。今天，关于"民间"（folk）和"大众"（popular）医学，我们面临着同样的境地。从进化论的角度来看，我们认为传统医学缺乏现代医学中的一些重要元素。如果将传统医学与西方医学进行比较，我们倾向于赋予传统医学更加负面的形象。在座的各位可能不是这样，但是在这个现代医学专业人员聚集的场合之外，情况的确如此。实际上，许多关于传统医学的早期研究都是从对传统医学与现代医学的原型或理想形式进行比较而开始的。这个内容在我的书里也有提到。

莫瑞·辛格（Merrill Singer）等人针对现代医学的分析框架，主要分析了宏观、中观、微观和个体等几个层次。而针对传统医学的研究非常少，只有一些针对传统医学系统的研究。有的医护人员甚至会问："传统医学有系统吗？它还可以拿来跟西医系统作比较？"医患关系这个课题非常具有代表性，因为我们可以改变称呼，用执业者、传统执业者替代医生，用顾客替代患者。

八、关于社会资本的概念和哈佛大学的社会关系研究

诺曼·丹尼尔斯（Norman Daniels）、布鲁斯·肯尼迪（Bruce Kennedy）和河内一郎（Ichiro Kawachi）在《波士顿评论》（*Boston Review*）杂志上发表了一篇引起了很大争议的短文《正义对我们的健康有益》（*Justice is Good for Our Health*）。随后，这本杂志又刊登了一篇非常有趣的文章，著名的福利经济学家阿玛蒂亚·森（Amartya Sen）在文中对该短文进行了评论。在这里，我借用阿玛蒂亚·森对《正义对我们的健康有益》的简介："丹尼尔斯、布鲁斯·肯尼迪和河内一郎指出，约翰·罗尔斯（John Rawls）分析得出的结论是：'一个旨在使人们自由平等的公平的社会契约，将带来平等的基本自由和平等的机会，只有当他们努力让最底层的群体处境变好时，才会允许不平等的发生。'"因此，这是一个关于道德、社会主义、社会正义的问题。"通过将社会正义的观点和社会经济不平等以及健康不平等之间基于实证的关联相结合，作者们得出了一个惊人的结论，即：'社会正义有益于我们的健康。'"在二三十年前接触到这个观点的时候，我认为它非常具有社会学思维。

举个例子，罗伯特·帕特南（Robert Putnam）写了一本《独自打保龄球》（*Bowling Alone*），我非常喜欢这本有趣的书。他通过调查哈佛大学公共卫生资料收藏中的数据指出，人们的社会资本与整体健康状况之间存在正相关关系，即"社会正义对我们的健康有益"。

九、全球卫生问题和多元文化医疗系统的任务

这是最后一部分，我们从全球健康转到多元文化医学。塞奇出版社出版的《全球健康百科全书》（*Encyclopedia of Global Health*）包含了三个重要主题：一是传染病及其治疗；二是非传播性疾病或慢性病，日语称为生活习惯病，即源自生活习惯的疾病；三是心理健康。例如，著名社会学家尼古拉斯·罗斯（Nikolas Rose）的那种福柯式的治理术对现实世界公共卫生领域的实际影响并不明显。我对全球健康研究的建议有两部分：一是用定性方法和静态方法对地方生物学（local biologies）进行真实的民族志调查——这里的地方生物学是借鉴玛格丽特·洛克（Margaret Lock）的理论；二是多点民族志（multi-sited ethnography），也就是动态方法，这意味着使用动态或流动民族志方法，也就是我、冯珠娣和邵镜虹所用的研究方法。

将定性的形式主义方法应用于地方生物学的民族志报告。多元医学化是全球共有的趋势，因此我们应该创造或重塑多元医学化的分析模型。大卫·哈维（David Harvey）提出了关于事物的时空性、历时性和共时性层次的观点，而多点民族志意味着使用动态或流动民族志方法。经典的民族志就好比一个实验室，研究者深度挖掘文化，直至触碰到当地人的潜意识层面。多点民族志的方法看似是混杂的，实施起来像个游荡的流浪汉，但却是当下非常重要的方法。年轻的人类学家应该采取这两种研究方法。经典的民族志方法也非常重要，要与当地人交谈、喝酒。即便你很犹豫或不想喝酒、吃饭，你也应该这么做，因为它能让你深入了

解当地文化。这就像一个入会仪式那样重要。在这之后，你会拥有另一个视角，就好像拥有了双重视觉，所以这是很重要的事情。然后你就可以轻松地进行多点民族志研究，并更轻松地深入了解当地文化。

这些内容只是对我的研究项目的简要介绍。今天我所讲的是我作为国际卫生工作者的工作，是对接下来更深入的讨论内容的一个引入。在这里，我仅对国际流动卫生工作者的研究做一小部分的介绍。这个内容很重要。例如，日本社会是一个老龄化非常严重的社会。今天，连日本政府都非常仇外，他们不喜欢外国人，但仍认为有必要引进外国劳动力以提供老年保健服务。这是非常有争议的行动，虽然他们给劳务人员提供社会福利保障和健康保险，专业人士仍然批评该制度不尊重外国劳务人员，仅仅把他们当作薪资便宜的学徒。所以说，当地工作者从本土的卫生工作者变成了国际流动卫生工作者。例如，在日本做功能性 MRI 非常便宜，仅为北美价格的 1/3，因此不少人会来日本做健康旅游。而且，卫生工作者有时也会生病，因此国际卫生工作者在流动和自愿迁移过程中的医疗问题也非常重要。最后，如果你在工作中服务外籍劳务人员，那么，了解他们的理念、传统思想及其对身体的观念非常重要。所以说，这个研究框架是非常具有指导意义的。

总结一下前面的内容。首先，我介绍了宗教的传教工作和国际公共卫生任务。其次，我们重温了《阿拉木图宣言》以及今天的我们在这个传奇的公共卫生精神之外还应该做些什么。之后我讲了初级保健精神以及关于健康概念的理论假设，我的核心论点是人们遭受多样的痛苦而单一地治愈自己。然后是全球卫生问题和多元文化医疗系统的任务问题。最后，我简单地解释了一下我的研究。请各位思考我们今天应该关心什么样的课题并承担着什么样的任务，包括我在内的每个人可以根据自身的动机分担并共同完成这些任务，但我们应该在自己的领域内不断进步并深化研究。我演讲的内容就是这些，感谢你们聆听我的演讲。

十、问答环节

问：谢谢您的演讲。您谈到了人们遭受多样的痛苦并单一地治愈自己。我不明白"单一地治愈自己"这一部分。您能解释一下为什么人们寻求康复或治愈的许多方式却是"单一的"吗？

池田教授：相较于病人对病状的个性化的抱怨，治疗资源的多样化是缩减的，它所包含的信息多样性相较于对病状的个性化描述也是缩减的。随着时间的流逝，治疗方法的多样性会不断增长，因为他们并没有成功治愈疾病。但是就同一时间点而言，治疗选择的多样性要小于患者病痛叙述的多样性。

问：教授，我有一个问题。众所周知，中国 20 世纪时的科学技术非常落后，这就是为什么科学技术会支配我们的观念和我们的做事方式。而且，中国传统医学也不能用科学语言来解释，我认为这就是中国传统医学始终带有负面形象的原因。我想知道您的国家是否也有这种情况。

池田教授：比较日本和中国的情况吗？

问：您所在国家的传统医学。

69

池田教授： 日本传统医学吗？

问： 是的，比如汉方医学。

池田教授： 好的，可以。汉方医学非常有趣，因为您知道
"汉"指的就是古老的汉朝。但是我们从来没有用过中药。我不
太清楚为什么，可能是出于仇外感。在帝国主义日本政府的领导
下，专业人士把传统医学改称为"皇汉医学"，皇汉指的是我们
的皇室的医学体系，但是它的内容和传统都是来自中国的。同
时，日本也起到了保存中医药传统的巨大作用，我们反过来反哺
给中国，因为现在学界有一股很大的中医热潮，而从日本回流到
中国的影响重塑了中医学。因此，传统与现代中医学交融的区域
非常模糊，这是我们可以观察到的有趣现象。我不能说这是一个
简单的问题，如果我们研究日本对传统医学的观念，那是非常复
杂的，像一种爱恨交织的感觉，而当今天的日本想象现代化的中
国和中国的民族形象时，也是同样的感觉。对我来说，当我还是
一名初中生时，我有一本《毛泽东语录》，是北京广播电台出版
的日文版，我非常喜欢这本书。这是很好的问题，我把您的问题
换成对您的提议——让我们尝试去做比较研究，研究传统医学如
何被接受和被认知，并在当下如何被重塑。谢谢。

问： 非常感谢。

主持人： 好的，最后一个问题。

池田教授： 非常抱歉，我回答得不太好。

问：谢谢池田先生。我发现人力资源问题是医疗保健的最大障碍，我对您当前国际移民和医疗保健的研究项目很感兴趣。可以请您分享一下这个项目的研究方法吗？

池田教授：你是指医护人员的稀缺性吗？

问：您用什么方法研究您当前的国际医护工作者项目的？也就是移民医疗保健。

池田教授：你的意思是我怎么做？

问：是的，您打算如何进行这项研究。

池田教授：好的。眼下我的项目还处于一个非常广泛的阶段，到现在为止还没有采取经典的研究方法，所以我只限于调查当下国际卫生工作者的状况。现在我的研究框架已经搭建起来了，所以我应该回到实地，用经典民族志方法进行田野研究。这是你想问的吗？还是说你需要更多的信息？抱歉，时间不够了。

主持人：非常感谢。

池田教授：好的，非常感谢。

照护的人类学研究①

宋柏萱

很高兴有机会跟大家讨论医学人文和医学人类学。在今天的演讲中，我想从医学人类学的角度，探讨老龄化和养老照护给当代中国带来的压力。根据过去 20 年我对中国卫生健康和社会服务体系所进行的研究，我想重点强调民族志观点在理解中国养老照护的一些转变方面所具有的价值。感谢邵镜虹教授和冯珠娣教授，她们在之前解释了为什么民族志研究在理解中国的社会健康、治疗和疾病方面显得如此重要。

在进入分析之前，我想和你们说说我的研究背景，这样你们就知道我是怎么形成我的研究的。我的研究集中在生物医学技术的社会和伦理问题。我最近出版了一本书，叫作《生物医学的艰难跋涉：寻求治疗不治之症的全球之旅》（*Biomedical Odysseys：the Global Quest to Cure the Incurable*）。该书从民族志的角度讲述了在全球化时代管理实验性医学治疗的挑战，同时也解释了电子通信技术如何改变中国、欧洲及美国病人的行动主义（activism），等等。之前的演讲呈现了如何思考政策以及政策的影响，这是非常有趣的。人类学家所从事的工作，很多是研究现有政策意料之外的影响。这就是我一直在进行的一部分工作，我也将谈

---

① 本文根据作者在第二届亚洲医学人文精英训练营的讲座录音整理而成。

及一些涉及的研究项目。就这本书的目的而言，我想要你们知道，冯珠娣教授的研究对我所从事的工作是一个非常大的启发。她今天谈到了中国医药的多元性和少数民族医疗。在我的工作中，我对处在争议中的多元性问题也很感兴趣，但我的兴趣集中在生物医学的体系内。这本书也许可以叫作"生物医学的替代疗法"。患有难以治愈的疾病，就像冯教授提到的疑难杂病，特别是神经退行性疾病的患者是怎样运用实验性实践如干细胞治疗的。那些被医生告知没有希望了的病人是怎么做的？医生告诉他们，回家吧，吃点想吃的，或者写好你的遗嘱。听到这些之后，他们该怎么做？所以全世界很多人决定到网上去查找信息，试图寻找替代疗法，他们中的很多人最后来到了中国的干细胞治疗诊所。

这就是我从事的研究背景和环境。我的新工作将超越对某种疗法的追求，探索当生物医学技术无法帮助病人恢复健康时，会发生什么事情。我正在写一本关于临终照护技术的书，主要是在中国的城市中进行民族志研究，包括北京、上海和河南郑州的医院，部分内容将涉及在急诊室和重症监护室（ICU）的参与观察。

我也做一些访谈，目前的访谈对象主要是卫生服务提供者，如医生和护士。但在研究的第二个阶段，我将对患者和家属进行采访，也会利用微信对许多参加国家级医学研讨会的医疗专家展开大型的调查。在这项工作中，一部分人集中讨论在医院护理中使用昂贵的维持生命的技术，一部分人可能会对延缓死亡时间的技术有所疑义，还有一些人感兴趣的是，在人口迅速老龄化的背景下，技术干预如何改变家庭、职业和社会责任。

我想指出，理解这些复杂过程的医学化路径对从事老龄化和老年护理研究的人类学家们是一种挑战。但是，我仔细地研究了推动中国老龄化和死亡医学化的一些社会政治背景和逻辑。在中国的城市中，超过半数的死亡——可能现在的数字更高——发生在医疗机构中。越来越多人在医院去世，这个情况正在改变中国病人、病人家庭的照护者和医学专业人士对抗老龄化和死亡的方式。在较早时，疾病、衰老和死亡被认为是人生中正常和可预期的部分。葬礼在汉语里也被称为"白喜事"，意味着死亡也是一个庆祝逝者的成就的机会，是一个帮助受尊重的长者转变成一位祖先的过程。但是，对高科技医疗干预的日益重视以及对服务收费的医疗保健的市场化，提高了中国城市患者及其家人对能够购买科技手段以对抗死亡的期待，即使他们是老年人和绝症患者。

医学人类学家莎伦·考夫曼（Sharon Kaufman）展示了美国卫生健康系统的官方机构如何通过在生命终期常规性地使用侵入性技术来延缓照护的步伐，使医疗服务不那么人性化。中国的环境，特别是卫生健康系统不均衡的私有化倾向和体系日渐分散的趋势为我们提供了重要的参考，被用来比较在完全不同的社会历史背景下将这些技术性干预措施用于重症患者的情况。之前所强调由国家资助的预防保健的做法，已被改革开放后市场驱动的对高科技干预的追求和最近为纠正日益严重的医疗不平等现象所做的努力所取代。

这些不断变化的重点正在改变人们看待中国医院临终照护实践的方式。因此，我正在准备的新书着眼于中国城市医疗机构的制度规范、官僚和技术机制以及医院人际关系，关注它们是否会影响老年人和重症病人使用医疗干预措施。我今天要谈的是这项工作如何为医学人类学的更广泛发展趋势作出贡献，该趋势试图从更大的范围了解医疗保健，不仅仅将其视为治愈或恢复个人健康的方式，更是在受到公众健康观念的启发后，思考围绕他人或整个社会的福祉而产生的过程和一系列社会关系。

很多人类学家，包括凯博文，都非常动情地写道，照护是最基本的道德实践，具备挑战生物医学治疗中非人性、技术至上的逻辑的潜力。另外一些人，如安玛莉·摩尔（Annemarie Mol），已经绘制出一个不甚清晰的照护政治体系的制度轮廓，这种政治体系需要不断修正。通过将焦点从治愈（cure）转移到照护（care），我的目标是阐明中国的卫生专业人员、患者及其家庭成员在医学极限下如何应对现实和道德的挑战。

所以，今天我的演讲将着重于以下内容：我想谈谈医学人类学家是如何研究照护的，并且提供一个整体思路。由于这是一个培训课程，我的想法是给你们提供一些工具，你可以通过这些工具来分析自己研究中的护理实践，如果你是一名临床医生，你也可以分析自己的日常实践。接下来，我想引用一些我所做的人类学研究，来谈谈在中国进行老龄化和养老照护研究所面临的挑战。我将会基于我和同事们在复旦大学进行的一些研究，谈谈基于家庭的健康照护的局限。所以，今天的目标是强调医学人类学视角对于理解中国老龄化和养老照护体验的价值。

当我们说到照护的时候，我们到底在谈什么？一旦我们想搞清楚照护的意思，就会发现它是一个难以琢磨的术语。这个概念乍一看很简单，对吗？照护有时指的是一种良好的感觉，让我们满足他人的需求，激发内心无私的关怀和同情。但由于每天存在不同的情况，照护的概念其实比这复杂得多。我想做的是从更多的案例教学或主动学习中得到启发，我不想你们仅仅坐在这个房间里听我讲，我其实想听听你们的想法。在你工作的环境中，照护是指什么？

我希望每个人花三分钟时间思考，然后写下两个东西。第一，你怎样定义 care（照护）？我有意使用了英文，而你们可以用英文或者中文。中文里的"照护"概念究竟意味着什么？我们是怎样理解照护的？第二，你们亲身见过或者体验过照护吗？请举一个比较具体的例子。所以最后呈现的，一个是比较抽象的定义，另一个是比较具体的例子。写下来是一个很好的方法，因为写下来之后你会发现很多变化和矛盾。针对你们写下的例子，想想它发生的背景、环境、涉及的主体，以及在这个实际的照护行为中你的感受和体验。

根据我们刚刚的思考，谈谈你们想到的照护的定义。但在开始之前，我想给你们找点感觉，比如说说人类学家是怎样定义照护的，以及人类学家所研究的照护案例。这样可以给你们提供一个比较对照的基础。

人类学家艾拉娜·布赫（Elana Buch）有一篇非常有用的文章《老年照护人类学》（*Anthropology of Aging and Care*），我强烈建议大家读一读。文章不长，几年前刊登在《人类学年鉴》（*Annual Review of Anthropology*）上，这是一篇关于老年化和照护的人类学的综述性文献。文章总结了截至 2015 年的很多照护人类学研究，并提供了参考文献。总而言之，她提出的主要观点之一是，在英语语境中，人们是怎样理解照护的。思考照护有两个基本思路。第一，把照护看作一种行为的概念；第二，把照护看作一种情感倾向。我将花些时间谈谈这两个思路。首先，关于照护是一种行为的观点，在中文或者英文语境中，人们认为照护是照顾某些人或者某些事。在中文语境中，你可能联想到劳动或者工作的概念，或者某种行动。所以，对照护的这种理解聚焦在照护是一种实际的行动，这种行动专注于满足他人的各种需求。但这些需求是被感知的，因此它涉及以他人的福祉为主要目标的日常活动，以及针对他人真实或感知到的需求而采取行动的直接关注。你也可以从这个意义上考虑照护，但它不仅仅是做什么，也可以是不做什么，完全依据对他人需求的感知和理解。举例来讲，如果你在临床工作，你可能会拒绝一个病人的出院请求。因为你认为如果你让他们出院，他们可能会继续进行一些不愉快、不健康的活动。他们可能会被感染，可能导致受伤。所以，照护是做什么与不做什么。但不管是做或不做，照护所涉及的是某种行为、工作或者劳动。

在你们的定义中，有没有写到照护在这方面的例子？有没有人谈到，当你照护他人时，你做过的具体的事情？只有邵教授这样定义吗？没有其他人吗？这很有意思。所以，你们在思考这个概念的时候，写下来的这个案例，有没有涉及将照护作为一种行为或工作的看法来描述英文 care 到底是什么？

学员 A：守护、陪伴。

对，其实就是如何照护的问题，这非常重要。你用什么样的方法、什么样的动作来照顾患者，如换尿片、洗澡，在医院怎么行动，等等。说到底，"照护是一种行动"是思考照护的方式之一。

我也想提出另外一条理解照护的思路，正如很多人类学家谈到的，照护是一种情感倾向，一种关心某事的想法。在中文语境中，这种理解更类似于情感或心情的概念。所以，思考照护的道德和情感维度，围绕日常人际关怀实践的情感、情绪和态度，这不仅仅是对他人需求的一种实际认同，还有一种情感的预先倾向，共情、同情或者关注，一种要保护他人免于伤害的意愿。所以，从这个方面讲，照护并不是一种实际的行动，而是人们所拥有的一种倾向性，与人的性格等类似概念关系更大。在某种意义上，照护要求照护者具备一定程度的脆弱性，因为照护的前提是你必须愿意受到他人的影响，在照护时能够感受到悲伤、愤怒、爱或者共情。有没有人想到类似的定义或案例呢？

以上就是在思考照护时的两个主要方向。我还想提出一个对这两种方向而言非常基础的观点。这个观点就是，照护最终是权力的一种形式。当你想到权力时，某种意义上你指的是不对称的权力，它实质上影响了他人的福祉。就我们刚刚讨论的法律相关的案例，请思考将一些行为定罪的过程。就公共卫生干预而言，思考权力如何发挥作用是一个非常活跃的观念。当然，你也可以从你给予的日常照护来思考权力。例如，我刚刚想到了我的女儿们。我有两个女儿，一个7岁，一个5岁。我对她们的照护包括让她们做家庭作业。当我坐在那里让她们做作业的时候，我认为她们并不高兴。孩子们非常吵闹，说她们不想做。我是她们的妈妈，为了提供正确的照护，我必须对她们行使我的权力，让她们做作业、成长，并成为聪明的孩子和正直的公民。

这只是个例子，说明权力出现在各个层面，从家庭间的互动到国家层面，甚至到国际层面。请记住，照护使人们处于控制和依赖的关系中。你也可以从组织、阶层甚至是管理机构的角度来考虑，但它却成了通过不对称的权力关系来管理他人的一种手段。我还想指出，当你在思考照护是权力的一种形式时，其实是在关注照护的结构和制度层面。所以在这个意义上，我们不能只注意到个人的行为，还要想想他们周围的权力结构是什么。可能是诊所，可能是医院，可能是一个有警察巡逻的市场。当我们想到其他方式时，制度结构将引导我们去搜集有关疾病传播或者感染的公共健康数据。这些都是照护实践中非常重要的方面。另一种将照护当作权力来考虑的方式就是把照护看作某种形式的选择性的关注。在这个意义上，最近，人类学家马丁（Martin）、迈尔斯（Myers）和维赛乌（Viseu）写了一篇关于照护和科技文化的文章《技术科学中的照护政治》（*The Politics of Care in Technoscience*）。文章谈到了如何通过照护珍惜生命、现象或者物体。因为物体之间存在相互排斥，所以，如果认为某些事情非常重要，其他事情就不能获得关注。我们是怎样对特定的事情表现出选择性关注的？这是一个关于什么事情更重要的问题。如果我们关心某件东西，我们就会最终把它纳入实际的照护行动中，此时客体化这个想法很重要，因为在某些场合，我们就是这样做的。举个例子，即便是一个普通人，如我们中的每个人，都可能在某天成为一个公共卫生干预项目的目标，可能成为一个研究对象并签署知情同意书。这是个很现实的例子，当你关心某件东西时，它就变成了研究或者干预的对象。我们应该考虑到事物的另外一面，即我们关心某件事物是一个主观的过程。所以，主体化是指把自己当作关心某事物的道德主体。这一点同样重要。照护不仅仅是客观的使之成为现实的过程，而且把我们自己定位为这段关系中的照护者。

考虑到这两个方面，我想举一个现实中的例子，关于在重症监护室的选择性关注。我们说照护是一种选择性的关注，可以只针对某些事情而不是其他事情，监视器就是一个例子。你们可能就在医院的临床环境工作，你会了解很多临床关注的东西，如生物体征数据、波形、生命体征、实验室结果和一些特定种类的信息，它们被记录在医院的图标上，成为随后诊断和治疗的基础，而有些其他种类的知识就会被完全忽视了。所以，有时我们会想到更广泛的公共卫生事件，比如当你专注于临床医疗时，很多更为广泛的重要概念就被忽略了。你可以思考一些选择性关注在医院情境下的运作方式。

另外，请思考一下主体化，它还会根据具有各种不同后果的地方逻辑和优先次序，在行动者之间构建社会和人际关系。这些关系使某些人成为病人，某些人成为护士、医生或研究人员，这些都是我们看到的护理实践和信念所涉及的过程。我还想指出关于照护的另外一个方面，即护理作为一种具体能力的概念。有一些具体的方式可以帮助我们思考。我刚刚提到选择性关注的概念。托马斯·乔尔达什（Thomas Csordas）在她的演讲中指出，照护不只是关注的一种选择性模式，也是一种躯体化模式。如何理解这句话？照护总是处于道德上的有利位置，涉及权力，事实上，你必须通过一个有形的经验，通过你的身体来认识照护。我们的身体和具身体验实际上是产生照护冲动和照护倾向的基础。身体也是实施照护实践的媒介，是照护知识被赋予意义的语境，也是照护想象得以产生的源泉。所以把照护看作体验及其可能唤起的那种感觉是非常重要的。

我最后想提出的是关于照护的具身化层面，这可能会使各种情况下发生的照护行为复杂化，部分原因是当你面对另一个处于痛苦中或濒临死亡的身体时，往往会出现各种各样的生理和情绪反应，这会直接影响到照护者所给予的照护形式和内容。举例而言，生病的、畸形的、饥饿的或者残疾的躯体在某种程度上，可能会引发照护者呕吐、恶心甚至是敌意的反应，或者可能引起某种形式的怜悯。就理解不同环境下的照护来说，把这些都考虑进去是非常重要的。所以，我工作的环境更像是一个以医院为基础的环境，临床医疗环境下的患者身体护理和维护就成了患者、家庭和医护人员之间平衡协调各种道德责任、伦理操守和照护行为不同方面的领域。

总结一下我刚刚提到的，你们可以从所有这些不同的方向来思考照护。照护是一种情感状态，是我们谈到的情绪和感觉。你也可以认为照护是一种涉及劳动和工作的具体的、重要的行为。此外，道德责任和政治义务也都是思考照护实现的方式。最后，人们怎么实施照护、怎么谈论照护、怎么评估好的或者坏的照护，以及怎样接受或拒绝照护，所有这些都将关系具体化或者道德化，它们揭示了关于亲密、依赖的深刻的社会和文化信仰，以及关于苦难的、必要的和好的等各种含义。

这里我想到了邵教授提到的那对老年夫妻的例子，妻子是如何感受到某种共同的责任感的。尽管丈夫显然是一个很难照顾的人，但妻子还是选择了承担照护责任，因为她觉得这是她的责任。因此，思考人们如何在与他人的关系中了解自己，以及对他人所承担的义务，构成了研究者认识照护的一个非常基本的部分。这归根结底是人类学家谈论的思维描述。这个想法是，我们走出去，和人们交谈，我们从各种事物中学习，以便对正在发生的事情有一个复杂的描述。

这里，我希望你们已经对这种照护的详细描述产生了深刻印象，并且思考更为广泛的人际关系的社会和文化价值，将照护的行为看作一种理解政治、权力、实践和日常生活中的情感体验的方式。有很多人类学理论非常热门，在思考照护时，研究者会提出很多照护的概念。我想回到你们刚刚想到的定义和案例。

我希望你们花两分钟时间，再次评估一下你们起初的想法。你是从照护的哪些方面来下定义的？我刚刚谈到的哪些方面没有出现在你的定义中？如果有什么没考虑到，或者你认为什么更重要，请你作出解释。我也希望你们审视一下你们的例子。我希望你们发现照护的多个方面，那些我们刚刚谈到的方面：把照护看作工作、劳动的想法；把照护看作情绪状态、情绪和感受的概念；还有你提供的例子中的权力结构。在特定的场景下，我们可以看到照护中的不对等关系。这些关系可能存在于工作机构中的人员之间，或者正在构建的照护法律监管框架之下。

我希望你们花两分钟时间思考，把新的想法添加到你们的定义中去。之后我们要做的是，和你的搭档谈谈你的例子。等你组织好思路，请和你的搭档，或者三两个人一起思考并分析你们的例子。因为这是一次以照护为主题的学术工作坊，我希望你们将这些概念应用到你的工作、研究和临床实践中去。希望这些实际应用可以为理解这些照护观点提供帮助。在这之后，我想请一些小组来分享你们的例子，大家可以关注其他人的例子，然后向搭档们表述和分析他人的想法。

现在我想请大家介绍你们小组里面其他人的案例，然后给我们描述一下照护的不同方面，即照护是一种行动、情感投射和情绪，还有其与权力有关的观点。

学员 B：谢谢宋教授。我叫苏菲，来自香港大学深圳医院。在医疗类电影中有很多关于照护的案例。我想分享一个不同的观点。事实上，从一个专业人员的角度来说，照护有时可能意味着责任，就是你刚才说的做什么或者不做什么。对于一名医生来说，照护意味着他有时需要做一些艰难的选择。什么是真正意义上的照护？让我举两个例子。

我认为这个案例有些特殊。第一个是知情同意书。对于手术，尤其是一个非常重要的手术，医生常常需要病人签署知情同意书。这是一个基本的要求，对吧？但有时病人的亲属可能不在现场。例如，一个 10 岁的孩子被送到急诊室，他急需手术。他的家长不在现场，医生该怎么做决定呢？他该不该做这个手术？如果做，他可能会失败。医生需要做一个伦理的决定，这非常艰难。但在香港大学深圳医院，基于经验，我们对这样的一些案例做了研究。医院制定了一个规则，如果病人的父母或者亲属不在现场，且两个医生的其中一名是咨询医师或以上级别，同意进行手术，则可以决定进行手术。所以，在这种情形下，我认为照护意味着专业性或者责任，这是基于道德的决定。

好的。让我们来分析你刚刚呈现的案例，这是一个很有趣的例子，关于医院的管理以及如何在病人、病人家属和临床医生之间进行协调。所以在这个案例中，你能不能解释一下在这种情况下涉及的权力关系以及谁该对这个决定的结果负责？

学员 B：我觉得很有意思的一点是，说到 care，我们想到的是关心、关怀，但是宋教授讲到 care 也是一种权力，我觉得很特别。所以我想到了 care 可能也意味着一种选择的责任。因为在医疗场景中，很多时候 care 不只是表达你的温情和关心，而是一种艰难的选择。

我刚才讲的例子就是关于知情同意书。因为在医疗情境里，当病人情况很危急的时候，他要做一个手术。这个时候通常需要病人的同意。比如说一个小孩紧急需要手术，他的家人没有在旁边，这个时候医生要决定是否做手术其实很困难。如果不做手术，可能这个小孩就没了。如果做手术，医生则要承担很大的风险。如果手术失败了，这可能会演变成一个医疗事件。那么我们的医院在经过一些案例之后，形成一个很创新的做法，我觉得很值得其他的医院学习。

我们只要有两个医生，其中一个具备顾问医生以上的资质，就可以决定是否进行手术，不需要病人和家属在场。为此我们做了一个微电影，有机会可以跟大家分享。我觉得这个微电影对思考什么是真正的 care 很有启发。那么还有另外一个案例，我想讲的是隐私。

对，我觉得这是一个非常有趣的题目，可是我想给其他的人留一些机会。非常感谢！我觉得这个很有趣。

学员 B：有时候即使知道机会非常渺茫，医生也是不肯放弃的。但是有的时候病人的预后真的特别差，这时候在放弃和继续治疗之间该怎样抉择、怎样对家属进行引导，也是一个需要我们去关注的事情。

另外，尽管病人恢复的希望是非常渺茫的，但是我们对于他的机体功能锻炼也是有所关注的，我们会指导他的家属对他进行一些被动的关节活动，确保患者不在住院期间发生会影响之后生活质量的并发症，如肌肉关节萎缩和深静脉血栓形成（DVT）等。这就是我们的分享。

在中国可能比较少遇到这个情况，可是美国人在讨论这些话题的时候，他们会讲医患关系（doctor patient relationship），好像只涉及一个患者跟一名医生。可是其实你提出来的非常重要的一点是，家属的角色在中国非常重要。尤其是独生子女，他作为家庭唯一的希望，如果发生什么不好的情况，会影响整个家庭的未来。反过来说，独生子女将来如果变成照护者（care giver），他要照顾那么多老人，可能是 4 位，那么他的压力也非常大。所以我们在研究中必须要重视家庭情境（family context），这非常重要。另外，我们不能只讨论医患关系，护士和其他的人员也非常非常重要，尤其像 ICU 的团队中有非常多的人来帮忙照顾患者，和家属沟通。所以我觉得你们这个案例非常重要，能够让我们关注到关系（relationships）。而同时这也是一个与权力关系很密切的问题。非常感谢。

照护这个概念在不同的语境下有很大差异，这就是我使用英语 care 来描述它的原因，因为 care 在英文里有一个比较具体的概念。但我还是描述了理解 care 的几种不同的思路。接下来，我想看看中文里 care 到底是一个怎样的概念，我想我们可以讨论一下该如何用中文翻译 care 这个概念。

今天讨论 care 的时候，有的人用"关心"这个词，有的人用"照顾"。邵教授在谈论她的案例时用的是"关爱"。而我们会议的主题"老龄化与照护"也非常有趣，它是否在强调护理方面的 care 这个概念。我觉得，中文"关心"这个词意味着把心连起来，有点类似于英文中的 care about，意味着你认为这个东西比较重要，类似于 selective attention。而"关心"不太包括实践（practice）或者行为（behaviour）。所以如果你要描述实践（practice）或行为（behaviour），如给予照顾，就要用英文的 caring for，但还有很多其他的含义和说法。想问一下程瑜老师，为什么我们会议主题会选"照护"这个词？"照护"到底有没有包含英文里的这两个含义，或者这个词是不是有什么与医疗方面相关的含义？

程瑜： 还有"关怀"。

对，我们不要忘记，"关怀"这个概念也非常重要。有没有人想给我们介绍一下"关爱"这个概念？我们经常会听到关爱。好像各个国家的宣传动员都会提到，比如，我们应该关爱艾滋病患者，我们应该关爱老年人，各种人群尤其是弱势群体都需要关爱，等等。其实我觉得关爱是一个比较政治化的概念。我们常常听到关于社会应该关爱弱势群体，以及如何照顾他们、如何用国家级的一些项目来实施的讨论。还有"关怀"这个词。大家觉得这几个词在日常生活中哪个比较常用，或者你在不同的情况下会用不同的词？

学员 D： 在中国台湾地区，我们更习惯使用"照顾"和"照护"这两个词，但它们是两个概念。使用"照顾"时，考虑的是专业性，而用"照护"不只意味着照顾，还意味着保护，创造保护性和支持性的环境。

对，"保护"这个词也很重要。如果一个人要保护另一个人，就表示一个人比较强，而另一个人比较弱，所以有的时候这是一种权力。

学员 E： 我觉得在中文里面，"在乎"这个词可能跟"关心"有些类似，因为都是从个人的情感角度出发，比如说我在不在乎这件事情。但是感觉"在乎"又比"关心"更深一点。比如我在乎这件事情，可能就会表现在行动上。而感情上，对这一件事情或一个人的关心，既表现在情感上，又表现在行动上的一个具体的动作。

学员 F： 再补充一下，我觉得"在乎"这个词可能也意味着我真的想了解对方的真实需求或者看法，而不仅是按照我自己的想象去帮助他。

学员 G： 但是"关心"和"关爱"，至少在我看来，会有一种高高在上的、俯视他人的感觉。我在日常生活中，其实不太喜欢使用诸如"关爱弱势群体""关爱残疾人"之类的话。因为在我看来，这里影射出了一些高高在上的、让人不太舒服的同情心。至于"照顾"和"照护"，我个人会倾向于使用"照护"的概念。首先是因为我在护理学院工作，我会把"照顾"和具体的护理工作联系到一起。而"照护"呢，我会觉得它可能在某种程度上跟家庭关系有关。"照顾"则相对来说更像是存在于医院的专业机构、由专业人士提供的一种护理。

非常有趣的分析。"照护"是否不但有保护的意思，也跟蔡笃坚老师所提到的护理的专业化有关。其实我们选用的词汇非常重要，涉及我们怎样分析这个概念。有的时候，英文词汇不见得能够直接翻译成中文，我们在用词时要好好考虑这个词到底有什么样的含义。比如你刚刚谈到的词意中的权力问题，以及如果你真的要关爱一个弱势群体，"关爱"这个词会让他们产生什么想法。

我们刚刚谈到几个不同的词语。在中文里，"关爱"一词很多时候被用在政府行为中，在政治活动中非常流行，如我们必须关爱艾滋病感染者、关爱边缘化人群。我们刚刚谈到了这种权力结构是怎样建立的——谁提供支持、谁是受众，接受者在照护或其他干预中显得更加被动。

所以，我认为这些是值得深入思考的概念。我们应该想到，这些概念是否在不同的环境和背景下被不同程度地诠释。我想快速地给你们一个整体印象，关于人类学家研究的一些照护项目，从而启发你们去阅读更多的例子，更好地在工作中应用和比较。我们曾谈到民族志或者民族志研究的重要性。我认为，民族志研究给照护实践提供了多样性，使我们得以从实际来观察这些关于照护的概念是如何在社会政治、道德和情感的环境下变得非常重要的。我们必须慎重对待照护的民族志研究，切实融入不同的环境中去看到具体的实践、感受和信仰。

对于和照护有关的人类学，这里提供的只是一些人类学家已经研究过的、不同范畴中的照护实践案例。

朱莉·利文斯顿（Julie Livingston）在博茨瓦纳的癌症病房从事现场研究［《即兴医学：新兴癌症流行病中的非洲肿瘤病房》（*Improvising Medicine：an African Oncology Ward in an Emerging Cancer Epidemic*）］，博茨瓦纳公共卫生工作的重点是艾滋病感染。感染性疾病是非洲经常谈到的问题，感染性疾病的控制更是热门话题。因此她的主要任务是研究在这种背景下的癌症照护。她关注的问题包括：患上癌症对病人来说意味着什么，他们是如何寻求照护的，尤其是他们如何在物资短缺的环境中获得那些在发达国家可以轻易获得的治疗。

我要提到的另外一个例子是安玛莉·摩尔（Annemarie Mol）。她在研究荷兰一家医院糖尿病的照护［《照护的逻辑：活跃患者与选择的局限性》（*The Logic of Care：Active Patients and the Limits of Choice*）］。她假设在控制糖尿病的过程中所出现的日常护理混乱状况，和患者应该有权选择接受哪种类型的护理人员的错觉有关。

保罗·布罗温（Paul Brodwin）在社区精神卫生实践的工作是另外一个例证［《日常伦理：来自社区精神病学第一线的声音》（*Everyday Ethics：Voices from the Front Line of Community Psychiatry*）］。他正在观察一个精神科外联团队，这个小组是为美国极度边缘化的人群服务的，他在思考在这种非常不稳定的环境中照护人的方式。

丽莎·斯蒂文森（Lisa Stevenson）在加拿大北极圈内的因纽特人中进行了一项关于自杀的研究［《身边的生命：加拿大北极圈内的幻想式照护》（*Life Beside Itself：Imagining Care in the Canadian Arctic*）］。她将自杀的流行和他们在几十年前经历的结核病流行联系在了一起，思考政府的控制措施和公共卫生法案的持续性和间断性，以及它们如何构建人们的经历。

这里有一个关于进食障碍的例子。瑞贝卡（Rebecca）曾经是我在位于圣路易斯的华盛顿大学的同事。她对美国患有进食障碍的女性进行了研究。

人道主义救援是人类学家关心的一大主题。艾丽卡·詹姆斯（Erica James）在海地从事研究［《民主的不安全：海地的暴力、创伤和干预》（*Democratic insecurities：Violence，trauma，and intervention in Haiti*）］；米莲姆·特克汀（Miriam Ticktin）研究了法国针对政治避难者的移民政策［《关怀的受害者：法国的移民和人道主义政治》（*Casualties of care：Immigration and the politics of humanitarianism in France*）］。这些案例可能看起来不像是在医院环境下的照护，但当我们在更宽泛的概念上思考谁应该被照看时，这就是照护了。政府应该为哪些特定的人群提供庇护，又应该将哪些人排除在相关政策之外。这是一个非常值得讨论的议题。

当然，你们也知道我们今天的主题是老年照护。考虑到我们已经谈到了凯博文的研究，而邵镜虹教授展示了她对老年父母照护的研究。这些都是在不同的环境下关于照护的重要例子。我想就我正在进行的项目给你们提供一些研究案例。希望我们可以进行一些非正式的讨论。非常感谢大家。

巨变时代中养老问题的社会挑战^①

陈宏图

　　我们想到养老这件事情的时候,脑海里想到的第一件事情是负担。这是一个像钟摆一样左右摇摆的想法,但当我们一开始接触到这件事情的时候,大家主要谈的还是负担。大约在 2000 年时,当看到全球很多国家都出现老年人增加的趋势时,各个国家都开始互相分享养老是一种负担的想法。尤其是发展中国家的老龄人口的增长速度要比发达国家快得多。学者开始注意到老龄化,并将其介绍给政策研究者,他们将其视为一个警告。因此,在 20 世纪 90 年代末到 21 世纪初,在亚洲的很多地方开始谈论老龄人口的增加。

　　溯本求源,关于老龄人口的说法实际上在 200 多年以前就开始了。马尔萨斯先生一辈子最大的贡献就是写了一本小册子,这本小册子很薄,大概只有 100 页不到。他在这里介绍了关于老龄人口的一个基本的概念框架。这个基本概念框架现在我们仍然在用。简单来说,这位老先生想要理解人类社会为什么会有那么多的战争、瘟疫和难民,他得出一个简单的结论:人口在不断地增长,那么人类生产实物的能力也在增加,但这个能力是慢慢增长的,因为科学技术是慢慢积累的。人口的增长曲线呈现 S 形。当

---

① 本文根据作者在第二届亚洲医学人文精英训练营的讲座录音整理而成。

人口增长到超过食物能够供养的人口的极限时，社会会发生一个危机，他觉得这个危机点是大家要关心的事情。如果这个危机点之后有战争，或者说社会动荡，人口就会往下降，又回到新的一个区间，周而复始。所以这个基本概念是，人口增长实际上是很多社会问题的来源。

当时的社会还没有老龄化问题，那么如果马尔萨斯还活着，对于当下社会他会有什么样的养老观？按照他的观点，老年人口数量会不断上升，那么老年人的总需求会不断上升，那么服务资源也会不断增长，但供应增长的速度有它的局限性。那么我们所谈的这种危机感，也就是老年人口给整个社会带来的各种各样的负担，或者是我们想象中的对这种负担的恐惧，基本上是因为对慢慢临近的危机点所带来的各种各样的想法。这时候马尔萨斯的养老观就会变得非常具体：第一，要想应对人口基数给我们社会带来的压力，我们首先应该了解老年人口的需求；第二，我们到底能不能把其他资源整合起来提供一些老年服务。这是经济学家所习惯的一种思维方式，很多老师说我们刚开始进入老年学领域的时候，学习的也就是这种思维方式，对吧？

大家都觉得养老的供需矛盾是个负担，到哪里去找资源解决呢？从医学角度来看，这种负担具体体现在，这么多的老年人，存在着各种各样的疾病，而这些疾病都会带来能力的丧失，导致几乎一半的人口存在不同程度的能力丧失。有几个国家一起做过一个调查，把能够引起比较严重失能的疾病罗列出来，发现大概有一半以上的老年人，即65岁以上的人口中有一半以上存在这些病。这种失能给医疗和护理带来了很大的负担。

在中国的环境里，独生子女的现状带来了一种格外的负担，负担最终加在了中年的父母身上，在具体的照顾情境中变成了护理员的负担。在过去二三十年对护理的研究中发现，照顾者的工作时间很长，精神上的负担也很重，他们也会有各种各样的疾病，甚至寿命较短。所以照顾老年人，特别是照顾患有长期疾病的老年人，对照顾者的健康造成了非常严重的不良影响。他们经常要去看病，更容易得抑郁症。职业护理员大部分都想辞职，对职业的满意度也非常低。

从社会层面来讲，未来存在一个非常大的困境，即老年人口增加，15～60岁之间的能够工作的人口越来越少，而主要的护理人员都来自这个年龄层的女性。从财政负担来讲，国家对一些疾病的支出非常高，如阿尔茨海默病、精神分裂症、癌症。阿尔茨海默病是我工作的领域之一，照顾阿尔茨海默病病人所需要的花费甚至比照顾癌症病人要高很多。生物学试图解释这种负担，为什么人类会有照顾老年人的现象？一些进化论者认为花很多力气去照顾老年人是不合理的，他们所关心的是怎么把下一代培养出来，于是提出这么一个理论：人类对孩子和动物的关怀刻在基因里，同样地，这个基因促使人类去关怀老年人。这样的话，老年人的生命就会延长一点，人口数量就会增加。当人口数量增加的时候，人类在竞争上就存在一定的优势。这就解释了为什么人们愿意照顾老年人。

在这个领域里有另外一种理论，这个理论假设老年人对于社会没有太多价值，那么怎么解释人类会愿意去照顾没有价值的老年人。在对负担论经过一番讨论后，学者的重心逐渐往另一个方向走，我把它叫作价值论，即老龄人口是有价值的。我觉得这个理论意味着对养老的看法开始往另一个方向摇摆。

人类学中有一个小例子。美国加利福尼亚州的雷切尔·卡斯帕里（Rachel Caspari）团队专门研究非洲远古的人类，他们在化石证据里发现，距今约 3.5 万年时，老年头骨的比例增加了。这里对老年人的定义是比生育期的年龄多一倍，如果说二三十岁是生育的高峰期，那么 60 岁便作为老年人年龄的下限。这个团队发现，距今 3.5 万—3 万年前，老年人的比例大大上升，换句话说就是人的寿命变长了。他们因此假设可能是因为人们愿意去关心老年人，让那个时期的老年人活得长。为什么？因为老年人有价值。作为祖父母，他们能够照看小孩，对整个社区都有帮助。但这个假设暂时没有直接的证据支持。最近有一篇文章专门对数据进行分析，做了一个数据模型：如果父母辈关心一下祖父母，那么祖父母对孙子辈的照顾会更多。祖父母和父母的资源整合起来，孙辈的存活率以及未来的发展都会更好。

我们可以看出，对于老年人的看法包括负担论和价值论，现在大家开始慢慢倾向于价值论。这是我们学习的一个方向。

人们在机构养老和居家养老的选择上也经历了一个类似钟摆的摆来摆去的过程。一开始大家都积极推动机构养老，事实上这是一个非常自然的过程。机构化，比如说学校成为一个机构，最早可追溯到英国教会组织人们学习圣经，在教堂里建了一个学校。这个概念后来传到了德国，英文 school 这个词有了集中培养、集中学习的含义，教育逐渐机构化。医院也是一样，一开始是没有医院的，私人医生到病人家里去展开治疗。同样地，一开始并没有养老院，后来就出现了。所以机构化是一个相互借鉴的大趋势。那么我们来回顾一下美国养老机构化的简单历史，最早的养老院是由教会主办的一个慈善机构，找间屋子让独居的老年人住进去休养。这种情形大概持续了几百年，直到半个多世纪以前才开始出现具体的养老法规，让国家和社会做一些事情来帮助一些老年人。后来才开始有国家出现更为系统的社会福利制度。

20世纪六七十年代出现了一些私营的养老机构，一些家庭开始找可以接收老年人的养老院。我的台湾同事在梳理中国台湾地区的养老历史时发现台湾也经历了同样的历程；大陆地区也一样，有着从大量的公立养老院发展到允许办私立的养老院的过程。

在20世纪八九十年代，北欧和西欧的一些国家养老院的增长速度突然加快。日本也受到影响，建造了很多养老院。在传统上，日本以家庭养老为主。但妇女们参加工作之后，老年人的照顾需求便难以满足。养老压力越来越大，以至于老年人主动选择到养老院去，不再跟子女住在一起。所以在那段时期，父母与儿女住在一起的比例大大下降。建设养老机构在当时是一种趋势，而现在却越来越陷入一种困境。

我们国家的很多养老院有几乎一半的空房率，这么冷清不是因为价格太高，而是大家觉得家里不支持，或者有人住了一段时间以后，觉得养老院并不能满足他们的基本需要。我曾经在浙江和江苏的十多家养老院做过调研，问那边的负责人：养老院遇到的最主要的问题是什么？他们一般都说第一位的问题是护工流失。大部分的护工来自农村，他们到城市找工作，到养老院做护工工资低又辛苦，而护工是他们比较容易找到的工作，但并不是他们最愿意做的事情。这份工作只是一个跳板，因此护工都待不长，那么管理者就不太愿意花费资源给他们做培训。这演变成一种恶性循环：护工没有经过培训，他们本身的知识水平较低，因此提供的服务质量也很低，老年人就不愿意来养老院。我曾经采访过专门培养职业护工的职业学校的领导，他们也说招生变得越来越困难，大部分学生在毕业之后会离开养老行业，而进入养老服务业的毕业生，大部分在两年内会换工作。一方面是因为他们的同学找到了别的工作，让他们知道养老服务工作比别的工作差；另一方面，他们的父母也不愿意独生子女去做护工的工作。这是一个大问题。市场和服务业非常需要专业护工，但是人们又不愿意去做这个工作。

那么从人力资源来看，养老服务业需要很多护理人员，从领导层、管理层到基层都需要，所需人数的比例呈现金字塔型。但在亚洲的大多数发展中国家，包括中国，大部分在家里工作的护理者都是家务的料理人员，缺乏专业的护理人员以及管理者。美国有一个专门的护理经理的协会，大概有3.5万名非常活跃的成员。但在中国，这方面还很欠缺，我们没有关于老年人护理经理的一个专业协会。能做养老服务业的人一年比一年少，而同时老年人口却在不断增长，照顾他们的成年妇女的人数虽然也在增长，但增长率非常小。

那么现在有一个问题，机构养老的出路到底在哪里？社会有这么大的需要，但是护理人才又大量缺乏，学校招不到学员去做这个事情。老年人口的数量很大，能够照顾他们的人员却很少。以老年人口除以能够照顾他们的成年人口，就是所谓的抚养比。而抚养比在不断增长。

日本有一个县，也遇到了招不到护理学员的问题，但护理机构需要人。他们想的办法就是招募老年学员，一些退休的，特别是过去照顾过老年人的，或者照顾过配偶的人。把这些人招募到学校里来，培养成有经验的护工，这种护工的流失率反而减少了。换句话说，这就要求大家不要把老年人仅视为需要照顾的人，不要把他们当作完全的负担，这其中有一部分是资源。

因为机构照顾遇到了重重困难，所以养老方式的钟摆就开始倾向于居家养老。最近，一方面，政府开始用政策引导居家养老；另一方面，服务业开始提供各种各样的居家养老或支持居家养老的服务。另外，学术界也认为，在自己熟悉的地方生活的老年人，其生活品质也会更好，对社会的负担也更小。各方都在表明一个观点：我们应该在家里养老。

大约在 2010 年左右，荷兰出现了一种发给老年人的券，这种券可以让老年人在养老院居住，或者兑换成钱，让老年人购买居家养老服务。券推出之后，很多老年人选择在家里养老。经济学家算了一笔账，倘若券兑换的钱足够帮助老年人养老，而他们生活在家里，将会为整个社会省下一大笔钱。这笔钱到底够不够养老还是未知数，但这种做法很快被借鉴，中国香港特别行政区随之推出了试点服务。

居家养老需要在社区配置一些服务设施。日本有长期照顾保险政策，这些政策支持社区机构去解决居家养老中最基本的人手不够的问题。日本在社区现有的服务设施的基础上增加一些项目，如对便利店的改造，将便利店中的一片区域进行升级，货架变低、过道变宽，为老年人提供特殊的服务。日本拥有全世界最完备的长期护理保险政策，这一政策调动老年人的家庭、就近的社区、朋友圈等各个层次的资源，帮助老年人得到更健康的生活，这是他们的基本理念。在具体的实施过程中，他们重视在家庭和社区中做一些预防性的工作，以减少老年人需要被照顾的时间。

此外，日本还有一项创举获得了全球舆论的关注——照护机器人。日本研发了不同种类的照护机器人，在养老院发挥了一定的作用。尽管目前机器人无法完全代替日常的照护工作，但它们也起到了活跃气氛的作用，改善了老年人的情绪。例如，社交机器人可以跟老年人交流对话、讲笑话，引导大家做一些运动。相比于机器人的外形，更重要的是软件的设计，机器人的外形跟人类是否相似并不重要，重要的是内在软件的设计要更加拟人化，这涉及一种叫情感计算的东西。因为无论在家里还是养老机构，老年人最难以获得满足的就是情感需求。与其完全没有人陪伴，有一个机器人来跟老年人交往，大概也聊胜于无，这是一种妥协。

意大利的老龄人口比例很高，而且他们的寿命也比较长，这里的百岁老人在全世界占据着相当高的比例。意大利地处地中海地区，跟亚洲文化很相似的是他们对于家庭和社区的重视程度。所以意大利长期以来都不主张建设养老院，也不鼓励大家去养老院，而是鼓励老年人在家里生活。这里的家庭养老更多的是伴侣之间相互照顾，当其中一方去世时，剩下的那位老年人面临两种选择：寻求社区照顾或者朋友之间相互照顾。但这两种选择所能够承担的照顾是有限的，基于社会交往的照顾也在很大程度上仰赖于老年人的性格和习惯。因此，意大利就请一些美国公司建造养老院，或者是提供上门服务的养老专业人员。

据统计，老年人口特别多的社会，去养老院的人口比例反而会更低，这跟我们的印象相悖。我们总会觉得老龄化程度越高的社会，其机构养老概率应该更加高，但目前的数据表明，事实并不是这样的。这给了我们一个启示：一方面，我们知道中国与发达国家的机构养老相比仍然有差距，我们要建设更多更好的养老机构；另一方面，我们也要推进建设家庭养老的服务设施。我们目前所面临的养老困境需要同时从这两方面来解决。

居家养老是个大趋势，有很多优点，但也面临很多困难。居家养老以社区为基础。在过去 10 年里，中国的居家养老都是由非政府组织在某个省或者某个城市推动和布局的，往往在一两年之后非政府组织的支持就不存在了。因此居家养老的社区服务能力一时半会儿培养不起来，只能招一些义工，临时到需要帮助的人的家里去。这些服务一开始都是免费的，用国家的钱作支撑。过了一段时间需要收费的时候，大部分人都不愿意购买。这存在两个问题，一方面，居家养老的服务能力还没有培养起来；另一方面，居民的支付能力也有问题。所以我国的居家养老服务体系很难建立起来，尽管在政策的引导下曾经火热一时。

从社区到家庭层面来看，居家养老很难解决老年人的精神需求问题。面对老年人的孤独与无聊，居家服务系统到底能够做多少事情？工作人员可以陪伴老年人，和他们聊天，但陪伴几次以后老年人又会重新回归无聊的状态。

程瑜老师给我的题目是"社会变迁时代的养老挑战"，我给大家讲的是有关变迁的事情。在社会经济不稳定的时候，人们对价格过分敏感，消费比较谨慎，这对养老服务业的发展而言是一个额外的困难。城市化也带来了各种各样的职业，对于护工来说，有了更多的职业选择和就业机会。因此在城市化速度加快的背景下，养老服务业的发展也受到限制。另外，传统的居委会承担着传统的养老服务，然而，随着社区改造和城市结构的重新组合，旧的社区生态和熟人关系被破坏了，传统的社会机制也消失了，而社区的重建还需要时间。

《南方日报》曾经发表过一幅漫画，漫画上的中产阶级遇到了找保姆难的问题，这就涉及居家养老的一个挑战：自主权（autonomy）和健康风险（risk）之间的矛盾。就比如说，我问长辈为什么不愿意去养老院，为什么不试试养老院是否合适。他们的回答往往是害怕失去自由，他们需要在熟悉的地方生活，拥有更大的掌控力。他们说他们的生活已经因为年龄失去了很多，失去了工作，失去了朋友，失去了生活的目标，所以他们不想再失去熟悉的家庭和生活环境。

选择在家里生活也会有其他的风险，老年人在家里度过大量时间，事故或危险随时有可能发生。一位具有多年护理经验的护工对我说，尽管他在照顾老年人这个领域工作了很多年，但每一次跟老年人或者他的家庭成员在一起讨论时，他从来都不能马上想出对他们而言最合适的养老选择是什么。

换句话说，每一家、每一户、每一个人都是不一样的。如果选择一种政府的政策来指导，恐怕是表达错误的或者是不太容易令大家满意的一件事情。到底是把老年人送到养老院里去，还是让他们在家里生活？这个选择，尽管从社会讨论的角度来讲，我们说它是一个钟摆，摆来摆去。但就具体的选择来讲，这是非常困难的一件事情。养老究竟是一种负担，还是一件有价值的事情，取决于我们怎么来做这个事情。养老到底应该由社会负担，把它变成一种社会福利，还是应该把它变成一种市场化、工业化的事情，各有各的说法。我给大家介绍了养老，如果是从全球视角来看，发展中国家和发达国家的讨论也像一个钟摆一样，在不同的时期摆来摆去。具体策略的提出是非常复杂和困难的。如果大家有什么问题，欢迎提出来。谢谢大家。

让人文光辉照亮医学道路①

姚志彬

医学人文范畴很广，有不同的切入点。刚才发言的老师们都做了很深入的研究。我属于医学人文的业余爱好者，我的研究也像是"野路子"，在此我将跟大家谈一谈我的学习体会。

我今天讲五个部分，包括什么是人文、医学与人文的关系、医学的现实途径与困境、走出现代医学困境的途径以及提升医生的人文素养。

一、什么是人文

"人文"这个概念很大，我们可以在不同的字典和搜索引擎上找到不同的"人文"定义。我归纳了一下，"人文"是一种普遍的人类自我关怀，表现为对人的尊严、价值、命运的维护、追求和关切。个人的人文素养是他所具有的知识、文化、修养、品德和气质的综合体现。不知道这个答案是否贴切。

在讲人文的内容之前，我先回答一个问题，人文有什么作用？我们中国人是实用主义者，会关注一个东西它到底有没有用处。举个例子，你搬了新家，把亲戚朋友请到家里来参观喝茶，

---

① 本文根据作者在第二届亚洲医学人文精英训练营的讲座录音整理而成。

你可能带他看看厨房、卫生间，然后坐在客厅里喝茶聊天。大家可能在聊你的抽水马桶好、你的抽油烟机不错，最后话题都集中在墙上的一幅画——吴湖帆的云溪幽居图。那么为什么会有这样一种现象？这就是人文。人文是一种满足人的普遍的精神需求、安抚人的心灵的一种养心的学问。庄子说，"无用之用方为大用"（《庄子·人间世》）。人文就是没用但又有很大的作用的一种现象。

人文包括三个方面的内容：尊重生命的价值，尊重头脑的价值，尊重灵魂的价值。而尊重生命的价值又分为三个层次：热爱生命，同情生命，敬畏生命。

为什么？因为我们人生的意义存在三个层次。首先在世俗的层次上，我们的日子过得很好，房子、妻子、孩子、车子、票子都有了，还有幸福的小日子。热爱生活，也就热爱生命。但是人在世上生存，还会遇到灾难、疾病、困难，这个时候，我们需要团结起来、互相帮助，甚至于进入社会层次，我们同情生命。第三个层次超越了世俗和社会层次。人这种动物很奇怪，我们会想一些异想天开的问题，比如活着究竟是为了什么？我们有上一辈子吗？人死了以后会变成什么？还有下一辈子吗？我们经常想这些东西，这就进入了一个超越的信仰层次。在信仰的层次里，我们敬畏生命。

人文所包含的第一个方面即生命的真正价值，它包括热爱、同情、敬畏。而第二个方面是尊重头脑的价值，即知识与情感，这涉及了情感的层次。大家都知道，知识会推动整个社会进步，因为知识就是力量。而情感比知识更重要，因为人类在记忆上和学习上无法跟计算机、人工智能相比较，但计算机和人工智能不具备情感，没有哪个计算机或者人工智能能做到含情脉脉或暗送秋波。所以情感是我们人类得天独厚的东西。第三个方面就是尊重灵魂的价值，涉及对信仰和道德的追求。如何作为才叫尊重生命、同情生命呢？我们先看一个例子，弘一法师李叔同在临终的时候，托付他的弟子在放置遗体的龛盒下面摆4碗水。他想避免蚂蚁爬上来，以免焚烧遗体的时候把这些无辜的生命烧死。他最后的遗训就是这么一件小事。弘一法师是一个什么样的人？他是中国新文化运动的先驱，他是第一个把西方的音乐、戏剧、绘画引进中国的人，同时又在中国传统文化、英语、诗词、篆刻等方面有很深的造诣，他在文化、佛教等领域创造了13个第一。这样的一个人，在40岁时突然摆脱世俗，皈依佛门，后来成为一代宗师。这样一位伟大的人物就是这样尊重生命的。就算你还不了解弘一法师，他创作的一首歌《送别》想必你也不会陌生。

尊重知识。什么叫尊重知识？我们看毕达哥拉斯。公元前4000年，他发现了勾股定理。当时的勾股定理没有任何的实用价值，但是这位老兄宰了100头牛，把亲戚、朋友、邻居、村里人都请来喝酒、唱歌、跳舞、庆祝。庆祝什么？庆祝他发现了知识。

生命的伟大与可敬之处在于生命的许多特性，例如，它的神秘性、唯一性、多样性、遗传性、不可逆性，这里我不一一展开说明了。大家都是学医的，许多伟大的科学正在于研究生命。当今科学界公认的三大难题，第一个是生命的起源，第二个是思维的基础，第三个是宇宙的起源，其中就有两个跟生命有关。能不能解决这些难题，现在还不知道。对个体来讲，生命只有一次，死了就不能复生。但正是因为有了死亡，生命才显得伟大，才值得珍惜，这种死和生的辩证统一构成了我们生命的美妙乐章。"生如夏花之绚烂，死如秋叶之静美"（《生如夏花》），这是印度大文豪泰戈尔讲的。

二、医学与人文的关系

生老病死是客观规律。人生病的时候充满了痛苦、困惑、恐惧、惆怅和无助。而医学是什么？医学是与疾病抗争的过程，医学是安慰，是帮助，是拯救，最终促使疾病的康复和痛苦的消失。所以医学是与人文联系最为紧密的一门学科，或者说医学人文具有普适性、天然性、永恒性。大家注意这三个词。

之所以这么说有下面四个原因。第一个原因就是，医学本质上是关于人的科学，而人文是尊重人的价值，就是刚才说的尊重人的生命、智慧、灵魂的价值。医学和这三者都有着千丝万缕的联系，所以人文精神是医学的灵魂，医疗技术是医学的肉体，人文与医学的关系本质上是灵与肉的关系。

第二是历史的原因，人类早期对疾病是缺乏认识的，我们那时候认为疾病是上天的惩罚，是鬼神附体，当时治病是由巫师来施行的。巫师是怎么治病的呢？通过"跳大神"、念咒语、喷水。在这里，"跳大神"就是跳舞，念咒也就是唱歌，通过这些方式营造一种文化氛围。但是在那时候，这种文化活动也有治疗的效果。

第三是现实的需要，科技的发展、生活方式的变化、城市化、工业化、信息化导致人和人之间、医生和病人之间接触减少、距离增加、情感疏离。情感的疏离必然导致情感的饥渴，也就召唤着人文精神的回归。

第四，我们可以在许多文学和艺术作品中找到人文和医学紧密联系的证明，如100年来诺贝尔文学奖颁给了100部伟大的文学作品。这 100 部作品中的 70%～80% 都会写到疾病和苦难，写到医疗。我将列举其中 6 部作品，这 6 部作品完全以医生、医学为主题，通过对医学或者医生所处场景的描述以及对命运的描写来揭示人性、针砭时弊，同时也打破了我们对医学边界的固有认知，拓展了我们对医学认识的思维空间，认识到医学不仅仅是技术。有一部苏联作家的作品叫《日瓦戈医生》，小说的主人翁是位医生，小说描写了医生和妻子、美丽的女护士之间的情感纠葛。这个故事发生在一个和平的大背景下，作品中对场景的描写有风雪、孤星、冷月、大地，呈现出俄罗斯文学的苍劲的风格。苍茫的场景与人的命运交织在一起，带给读者很深的震撼。如果大家没有看过，我建议大家去看看，实在没有时间看书，看看同名电影也不错。

三、医学的现实途径与困境

现代医学发展取得了巨大的进步，医学进入了前所未有的繁荣，但也陷入了巨大的困境和迷茫之中。

第一是技术的困境，现在的医疗技术如此发达，那么我们要问的是，技术发展何时了？医学的边界在哪里？人类的寿命极限在 116 岁或者 117 岁，有少数研究说是 120 岁或 130 岁。这些没有意义，统计学上的数据只是一个数字。

如果我们都要活到 116 岁，那么在死亡之前我们会处于一个怎样的状态？医学发展很快，我们真的要打破人类生命的极限吗？这样做有意义吗？打破之后会有什么坏处？

第二，除却技术的困境，我们无法忽略医疗费用，医疗技术发展的同时带来费用的快速上涨。发达国家将 20% 的 GDP 运用于健康和医疗领域，我们国家的投入尚未达到这样的水平，但到底将多少费用花在自己的健康和医疗上合适呢？人类不能为了活着而活着。如此巨大的费用，又如何在公益和市场之间做好平衡？另外，越先进的技术花费也就越多，这样一来，是不是越有钱的人就应该享受更先进的医疗服务，这又带来一个道德方面的问题。

第三个困境是医生所处的困境。作为人，医生有知识、有能力，也有道德的局限。医学不发达的时候，人们把神当作医生。现在医学发达了，老百姓又把医生当作神，到医院来要求医生解决问题。但是医生是人而不是神，这就是医生遇到的难处。

为什么会出现这三个困境？我想是由医学的工具理性和价值理性决定的。工具理性是功利导向的，也就是我们现在讲的科学技术。随着科学技术的发展，我们对疾病的认识越来越向微观层面发展，从器官、组织、细胞、分子、基因、基因组蛋白、蛋白组等，细化到分子、纳米的层次。而在诊断疾病方面，我们现在有 X 光、B 超、彩超、磁共振、功能磁共振、CT、PET 等一系列技术；在治疗疾病方面，我们将器官移植、人工器官、靶向治疗、基因替代、干细胞、纳米基因引入治疗。这些都是科学技术工具理性的层面，医学技术发展得飞快。但医学的第二个特性价值理性，它是以关怀、温情为特质的，我们在这个领域止步不前，大大地滞后于技术领域的发展。

除了困境，医学还存在两个迷失。第一个迷失是技术崇拜。新技术、新方法、新药物不断地出现，使得医生和病人都越来越追求这些新技术，越来越依赖这些新方法，甚至对技术产生自觉或不自觉的迷信。我举个干细胞治疗的例子，好多人去打干细胞疫苗。干细胞治疗到底有没有用尚无定论，而干细胞的地下市场每年的流水可达几千亿。第二个迷失是市场崇拜。定价机制、支付方式以及医疗机构的盈利规则等制度设计，导致我们的医疗资本陷入了市场的泥潭，甚至把一部分医务人员拉下水。我们经常可以听到类似的消息，哪个医院的哪个院长、哪个主任出事了。

而这两个迷失必然导致三个不良后果。第一，医疗费用的大幅上涨，如门诊费用和住院费用的增加。第二，容易激化医患矛盾，导致医生的职业之痛和医患之间伤痕累累。第三，媒体热衷于报道医疗纠纷，又往往站在同情弱者的角度推波助澜，认为病人是弱者。这样就恶化了整个医疗行业的职业环境，危害了医生这个群体的社会形象。

现代医学还有三个悖论：第一，医学技术越进步，解决的问题就越多，但是又带来了许多新的问题。例如，器官移植患者要长期使用免疫抑制剂，这样就会导致患者免疫力低下，诱发肿瘤和感染。又如，现在普遍使用的抗凝药物，可以防止血栓的形成，但是又可能导致出血性倾向或者出血性疾病。第二，医学越进步，人的预期寿命就越长，但是延长的寿命都是在生命的晚期阶段，在这一阶段，医学对疾病干预的有效空间是越来越狭窄的。第三，医学越进步，老百姓对医学的期望值就越大。期望越大，往往失望也越大，容易造成期望和效果之间的落差。这种落差也加大了社会对医学界的不满。

四、走出现代医学困境的途径

现代医学怎样走出这些困境？我认为有三条路可走。

第一是制度的变革，改革医疗卫生体制，消除技术崇拜和市场崇拜。这个工作全世界都在做，美国也在做，中国做了几十年了，好像效果也不是太明显，各种方式都尝试过了，现在还在探索中。

第二是将生物—心理—社会模式落到实处。医学的发展经历了五个大的阶段，产生了五个大的模式。一是神明医学模式，包含了我刚才讲的医学的鬼神阶段。二是自然医学模式，如中医和西方的疼痛医学。三是机械医学模式，或者说外科机械模式。把人体当成机器，哪里坏了都可以去修。等到发现了微生物、细菌、病毒和抗生素以后，就开启了生物医学模式，这是第四个阶段。到 20 世纪 70 年代，人们发现疾病不光是跟这些因素有关，还跟社会制度、人的心理状态等许多因素有很大的关系，所以提出了生物—心理—社会医学模式。虽然这个模式被提出来了，但现在的许多医生都是站在生物医学模式上，没有进入生物—心理—社会这个模式。所以还需要把生物—心理—社会模式落实到位。

第三是要提高医生的人文修养，重塑行业的形象和道德的自由。中国医生的培养制度有点怪，医生大多是理科生，而且在中学就开始分科了。从那时候开始学数理化，但许多人文的东西就丢了。即使有的医学生的文学素养也不错，文科成绩也不错，但是到大学里学医，医学课本比其他专业课本编得更多更厚，给了医学生很大的学习压力。

我们先看一幅画，英国 19 世纪的著名画家塞缪尔·卢克·菲尔德斯爵士（Sir Luke Fildes）于 1887 年创作的《医生》（The Doctor）。画面里，在一个简陋的茅房中，医生坐在一边，一个病孩躺在床上，可能刚刚经过抢救苏醒过来。母亲在一旁守着孩子熬夜，父亲的一只手抚在母亲的背上在安慰母亲，眼睛看着医生投去坚毅而信任的目光。窗户里透进来的光线表明天快要亮了，表示这场紧张的医疗活动持续了一整夜。医生在干什么？医生托着下巴，凝视着这个小孩，思考着下一步的治疗方案。这幅画想要传达什么？对于医生而言，无论面对的病人是富有还是贫穷，他都尽职尽责，表现出崇高的奉献精神。这幅画的创作年代是在英国维多利亚时期，当时正处于西医学的黑暗时期，抗生素还没有发明出来，很多小孩被传染病夺走了生命。这幅画得到了广泛的认可，现在在西方社会的许多医疗场所、医生的办公室里都挂着这幅画。

五、提升医生的人文素养

我们总是说医生要提高人文素养。我接触过很多医生，发现医生的人文素养还是很欠缺的，即便是一些医疗技术很高的医生。这要怪我们的教育制度，怪我们这 30 年片面强调"发展就是硬道理"。关于提升医生的人文素养，我讲五个方面：提升文化知识，培养博物情怀和自然情感，提升艺术修养和文化品位，培养好奇心、求知欲和信仰追求，安顿好自己的灵魂。

提升文化知识就要多阅读，医生要多阅读，信息面要广。医生每天肯定要读专业文献，但是我在这里讲的阅读是指阅读非职业性的书籍，包括文史哲，以及一些经典的著作，如四大名著、《牡丹亭》《百年孤独》《简·爱》等，通过阅读提升知识。年轻时候读的书不算数，进入职业生涯以后一定要坚持阅读。

例如，《红楼梦》是一本好书，读懂的人却不多。我看过三遍，第一遍是中学时期的信手翻阅。大学毕业时我又看了一遍，还是不甚明了。我当了教授、公务员以后，再一次看《红楼梦》，同时读了许多红学文章和著作，我这时候才能说对《红楼

109

梦》有所了解。所以进入职业生涯以后，你再读经典名著时，感受是不一样的。

再如，中国有很多优美的古典诗词佳作，让你享受美感，受益无穷。张若虚的《春江花月夜》，全诗 36 句。"春江潮水连海平，海上明月共潮生。滟滟随波千万里，何处春江无月明。"作者一开始就把自然宇宙的美好展现在你的面前，接下来又把宇宙自然和人间联系起来，"江畔何人初见月，江月何年初照人"，这么美好的月光，当年照到的第一个人是谁？而第一个看到月光的又是什么人？他发出哲学的提问。再往下，他写到生活是相思，"谁家今夜扁舟子？何处相思明月楼"。我们可能读过这首诗，但都忘记了。这样的诗句让你进入美丽的静谧世界，产生一种宇宙意识和联想。李商隐的《锦瑟》，其中的 4 句"庄生晓梦迷蝴蝶，望帝春心托杜鹃。沧海月明珠有泪，蓝田日暖玉生烟"，包含了 5 个典故，每一个典故都是一个凄美的故事。这 4 句话到底是什么意思？有人讲这是政治诗，有人讲这是爱情诗，这些都不重要。重要的是读者熟读这样的诗以后，会感受到一种美好的、复杂的、淡淡的、忧伤的情感。大漠孤烟、长河落日，走到这样的场景里，你可能会想到王维的诗，或者当你读到这样的诗句，你就会感受到一种开阔的、苍凉的、雄浑的意境。

我们再来看苏东坡的《江城子·乙卯正月二十日夜记梦》。这首词受到很多人的喜欢，讲的是妻子去世 10 周年的那天晚上，苏东坡做了一个梦，"十年生死两茫茫，不思量，自难忘。千里孤坟，无处话凄凉。纵使相逢应不识，尘满面，鬓如霜"。他说，10 年了，我们阴阳两隔，茫茫不知，想忘记，却难以忘记。你在千里之外，有话无处说。即使我们相遇，可能也不认识了，面容都改了，头发都白了。上阕写苏东坡的心理过程，下阕写他的梦境："夜来幽梦忽还乡，小轩窗，正梳妆。相顾无言，唯有泪千行。"昨天晚上我回去了，我看到你了，我看到你坐在窗边，正在梳头。但你看着我我看着你，我们俩都没有说话，泪水流满了面颊。这是梦里的状态。接着苏东坡又回到现实，"料得年年肠断处，明月夜，短松冈"。他说我们约好，每年到了你忌日的时候，我们还要见一面，时间在明月升起的时候，地点在长满松树的山冈。这首诗之所以受到很多人的喜欢，是因为获得了很多共鸣，即便读者的经历与苏东坡并不相似。因为人类的情感的基因拷贝是很保守的，夜深人静的时候，你读这欲言又止的文字，获得虚无缥缈的印象、体会忧伤的情感时，仿佛坐在黑暗里和自己交流。其实人到了一定的年龄，会有许多人生感悟。我们不仅有对故人的思念怀想，还有许多无奈，苏东坡把这些东西都放到这一首词里来了，所以才能打动你。

提升文化知识，除了阅读以外，我还建议要写点东西。医生要写日记、写笔记、写微博，甚至写微信公众号推文，文体不限。有许多方法可以提高你的观察和思考能力。国外的医生喜欢写自传，有些自传还成为不朽的传世之作。其实医生写作有优势。鲁迅是学医的，写出了《狂人日记》，郭沫若、余华、毕淑敏都是著名作家，柯南道尔有《福尔摩斯探案集》，契诃夫完成了《第六病室》，渡边淳一写出了《光与影》和《遥远的落日》。学医出身的大作家，我还可以列出很多，如毛姆、冯唐和冰心都是学医的。其实写作是跟自己的交流，但是现在的医生好像除了论文以外啥都不写了。日本作家渡边淳一曾经是一位骨科医生，这份工作他做了10年。他业余写的一篇小说在发表后的第二年就得了奖。于是他不再做医生，而是一发不可收拾地开始写作，写了很多，其中有一本书叫《失乐园》。这本书在20世纪90年代被译介到中国来，发行了几百万册。这本书描写了一对婚外情的中年夫妇，整部小说描写了很多场景，其中包括大量的性爱场景。但是渡边纯一把性爱场景描写得沉着、优美，使你在阅读时能够以无罪恶感的审美来毫无道德压力地欣赏，这就是学医的优势。

医生要培养博物情怀和自然情感。博物学是从观察身边的自然开始的。山川河流草木，风花雪月虫鱼，这些自然界的事物都是我们情感的寄托对象。我讲个大英帝国博物馆的由来吧。一个叫汉斯的医生喜欢搞收藏，他收藏了好几万件物品，并把它们捐给英国女王。女王让议会设立基金会，办展览，向老百姓开放，这样就有了大英帝国博物馆。很少有人记得汉斯医生，但是他所开创的博物馆事业永留人间。这个故事告诉我们，医生的职业生涯还能容纳另外一个巨大的精神天空。你打开天窗，可以看到灿烂的星空，可以诗意地生存。

还有一个故事。2008 年我访问香港大学，去参观医学博物馆，看到旁边有一个瓷器展。我走进去看，看了以后大吃一惊。每一个展品边上都有一个小牌子，牌子上写着"港大医院某某某医生借展"。原来很多藏品不是博物馆的，而是医生的个人藏品，放在这里借给大家观赏。我当时就很感慨，中国香港特别行政区的医生到底是受英国文化的影响，还是中国文化的影响，或者两者都有呢？所以我就建议我们的医生也要养成一些收藏的爱好，如集邮啊、字画啊、古玩啊，甚至收藏树叶。我们不能整天只忙着写论文或者看病，虽然医生很忙，还是要给自己的爱好留一点时间。

讲到瓷器，有人写诗赞美过龙泉青瓷。雨过天青云破处，梅子流酸泛绿时。远山含翠，浅草初春。哥窑还有裂纹，叫作开片。开片是怎么来的？瓷器在 1100 ～ 1300 ℃的高温下烧制，然而瓷胎和瓷釉冷却时的收缩系数不一样，于是就形成了裂纹。人们一开始把开片瓷器当残次品丢掉，后来渐渐发现了它的艺术价值，就在裂纹上做起了文章。在窑炉的火熄灭以后灌进冷风、撒进冷水，造就各种大开片、小开片、梨纹开片、海藻开片，各种都有。清朝的宫廷时兴粉彩，雅致透明又柔润。粉彩传到欧洲王公贵族的手里，他们也非常喜欢，花大量费用来中国进口。

钧窑的特点就是没有任何两件瓷器上面的图案是一样的。烧制前的瓷胎都是一样的，从瓷窑里出来的时候却变了，这种变化叫窑变。所谓"入窑一色，出窑万彩"。河南钧窑的瓷器是红色的，像三月的桃花，淡雅迷人，妩媚而不失俏皮，明艳而不失神秘。

现在讲回培养博物情操，我们还能怎么做？走进大自然。医生非常忙，但是一定要走进大自然。行万里路，读万卷书。定期旅游有利于身心健康，有利于增长见识，也有利于医生亲近自然山水，培养对大自然的感情。旅游的时候要做好两件事，一个是参观博物馆，一个是摄影。参观博物馆可以增加医生对当地的历史艺术和风土人情的了解，而摄影是把医生的审美情趣和山水情怀结合起来。

上海的一位"80 后"女医生看到日本人做了一个二十四节气图，她就选了自己相册中能够代表二十四节气的照片：立春，杏花春雨江南；立冬，冬日恋歌，斜阳残照；冬至，农舍炊烟，瑞雪丰年。她把这些照片上传到网络，获得了几十万的点击率。后来，中国的二十四节气申请联合国非物质文化遗产，就用了她的 24 张照片。现在联合国教科文卫的网站上还能看到这些照片。这就是一位"80 后"女医生的成果。

我写书，想用这位女医生拍的几张照片，请求她的授权，她欣然同意。我出去工作和旅游的时候也拍照。在新疆喀纳斯，车子翻过一个小山口，我叫师傅停车，马上去抢拍几张。烟笼寒水，雾锁山峦，阳光迷失在这如诗如幻的山口。早晨太阳出来了，但是雾很大，把光线打碎。香格里拉有一座松赞林寺，晚霞金碧辉煌，我拍了一张照片；第二天早上醒来，我推开旅馆的窗户，仿佛听到悠悠的钟声在召唤我。藏区青稞高架，白云飘飘。看到这样的场景，我会想起童年时母亲给我唱的歌谣。在一个湖滩上，我感受到生命的从容。天光云影，心有所系，又是一曲似水流年的光阴。在林芝雅鲁藏布江边的尼洋河谷，山谷里的桃花身姿曼妙、风情流转。

我们往往会渴望成就辉煌，人生波澜壮阔。其实到一定的年纪，你会感觉到人生最美的风景是淡定和从容。新疆禾木的一个早晨，许多牛在吃草，霞光接日，茅舍参差，炊烟缕缕。河北有座大山，傍晚的时候，阳光从 15 度角照射进来，这是摄影最好的时候。你看斜阳渡疏木，轻风落幕，意气凌虚——就在西藏的纳木错，下了车以后没有一个人讲话，只听得到照相机的声音。我给这幅景色配了一句诗：残雪有声含晚籁，数峰无语立斜阳。这是一句古诗，我把它改了一下，不知道改的合不合意境。在林芝街头的一个小公园里，傍晚散步的时候，过雨园林绿渐浓，晚霞明处暮云重。

艺术修养和文化品位对一个知识分子、一个医生来说是非常重要的。艺术可以激发情感智慧、丰富人的心灵，一个人的审美倾向在一定程度上决定着他的世界观、人生观和价值观。而我们现在缺乏的就是对艺术的把握和审美。艺术修养对艺术的理解鉴赏，甚至对你的创造力都有很大的启发。

　　刚才有人问我下一步准备写什么，我要写艺术对科学创新的启示。医生应该培养艺术爱好，要提升审美能力，如听音乐、欣赏绘画。绘画怎么欣赏？我们看维米尔的《戴珍珠耳环的少女》，这幅画被誉为"北方的蒙娜丽莎"。画中这位少女，惊鸿一瞥中就可以抓住观看者的灵魂。黑色的背景衬托出她的形象，侧身回望，双唇微启，欲说还休；闪耀的目光，流露出殷切之情。事实上，这幅画的焦点在耳环和眼睛之间来回晃动。我很喜欢这幅画，看了这幅画就会心跳加快，觉得她比蒙娜丽莎还要美。

　　英国画家莱顿的《克琳娜·达格尔的宁芙女神》把希腊神话里的一个女妖宁芙画得非常唯美，女妖的腿被画得很长，披着浴袍的半裸体背对着瀑布，让瀑布成为她的投影，背后一直到脚下的沙滩上都是水。把一个女妖画得这么美，还跟水结合在一起，而水代表着宁静、善良、柔美。这就是矛盾，这就是艺术的张力和魅力。

　　中国画家靳尚谊的《祈祷》，画了一个塔吉克女人，她眼睑低垂，嘴角微翘，双手合十，虔诚祈祷。背景是帕米尔高原的群山，还露出了天空的一角。这一角露得好，增加了整个画面的纵深感。两个三角形，头巾和手，增加了画面的稳定性，紫色的衣服增加了宗教的神秘感。这幅画还有个故事，20世纪80年代靳尚谊参加全国画展，画了一些模特。那些模特不够漂亮，他请他的同事，中央音乐学院的教授，找到一位漂亮的青年女歌手来当模特，就有了这幅画。

　　要理解旅美画家陈逸飞的《浔阳遗韵》，首先得理解它的名字。平阳，历史上叫浔阳，后来又叫江州，之后叫九江。它曾经是在交通、经济、文化上和扬州同样发达的城市。画里的三位女士，穿着清朝末年民国初年的服装，手上拿着圆扇、琵琶和箫，这些都是中国传统文化的元素，是所谓遗韵。看到这幅画，观众就会想到白居易《琵琶行》中的"浔阳江头夜送客，枫叶荻花秋瑟瑟"。

法国画家莫奈的《日出·印象》参加展览时被很多画家认为这幅画不够展出资格。莫奈就把画挂在旁边的墙上，结果记者报道说《日出·印象》没有给我们留下任何印象。但是慢慢地，人们见证了一个新派画家的诞生。这幅画没有具体的轮廓，只描摹出光线照射在物体上某一瞬间的反光。一轮红日从港口升起，海岸笼罩在雾气弥漫之中，波光粼粼。所以在这幅画里，光线是主角。慢慢地许多人向莫奈学习，形成了印象画派。

凡·高的《星月夜》这幅画中，月亮、星空、旋转的星云，天空和宇宙占据了大部分画面。而人间在哪里？人间只露出很少，隐隐约约的。这么少的人间里，最突出的东西是教堂。凡·高是个间歇性精神病患者，把主观世界的东西画出来了。刚才谈到的那些画家画的都是客观世界。所以凡·高开创了后印象画派。西方绘画不断发展，到后来发展出野兽派、现代派、立体派等很多门派。

诗书画印是中国画的特点。画的旁边有书法，有诗词，有印章。潘天寿的《鹰石山花图》，对这幅画的欣赏有四个层面：右下角的小红花和上面的红叶构成一个环，是第一个层面；绿色的叶子构成了第二个层面；墨色的叶子构成第三个层面；紫色的石头构成第四个层面。四个层面叠加在一起，不显得堆积和臃肿，反而虚实得当、穿插自然。整个构图平铺在纸面上，成一个开字形或者井字形。中国传统绘画是 S 形构图，或者是斜角式构图、半边形构图，潘天寿却自成法派。

张大千 80 岁时因视力衰退，很难做到细致地画画，他就把画纸铺在地上，泼上颜料，牵拉着画纸让颜料流动，等颜料干了以后再拿起毛笔在上面勾勒琴台楼阁、山水树木。就这样，张大千开创了泼彩山水。

广东籍画家关山月在 1990 年春节画了《秋溪放筏》。溪水从云天之际蜿蜒而下，又浩荡而去。两岸的丘山用大红色点染。广东画院院长许钦松的《南粤春晓》展示在人民大会堂的北外厅，习近平主席和特朗普总统夫妇 2017 年 4 月在这里照了一张合影。远山近水的构成特色，以高耸的树冠作为近景，却又耸立在云天之间，衬托着远处的云水、山峰、云雾、霞光，唤醒你对山河的美好的好奇心与求知欲。

医学是"不断进步"的科学，新知识、新发现层出不穷。但是医学又包罗万象，所以我们说医学是"顶天立地"的科学。"顶天"意味着高入云端，代表着现代科学的前沿。现在所有的综合性大学都想办法办医学院，深圳大学办医学院，中国科学技术大学办医学院，清华大学、北京大学办医学院，正是因为医学现在是最前沿的学科。但是医学也是"立地"的，关系到生老病死，甚至和柴米油盐酱醋茶、酸甜苦辣都有关。所以医生要不断学习、终身学习，拥有广泛的兴趣爱好和知识，既要入云端，也要接地气。

我们认为医生的灵魂应该是丰富的、高贵的、有道德和有信仰的。信仰可以是宗教，也可以是崇高的事业。例如珍妮·古道尔，博士毕业时 30 岁不到，就到了非洲的大丛林里，跟大猩猩在一起生活了 38 年，过着清苦的生活，研究、保护大猩猩，是信仰的力量在支持她。诺贝尔和平奖获得者史怀泽，他同时涉猎医学、音乐、哲学和神学领域，取得了很高的成就。他 30 岁那

117

年，看到报纸报道非洲缺医少药，于是跑去学医，花了 8 年取得博士学位，然后去了非洲赞比亚的一个小村庄，一待就是 50 年，给百姓看病。这也是信仰的力量。信仰包括宗教，有许多宗教信仰都是以行医的方式来表达的，许多高僧大德就是医生。

六、结束语

健康所系，性命相托。医生是最美好、最崇高的职业，无论医学如何进步，人道人性的光芒永远是救治价值的返归。我们所投身的是一个特殊的行业，考虑的是生死存亡的大事。但是医生有时候也处在一种困境之中，我们会受到我们的知识、能力的局限，受到疾病的疾苦和死亡的必然性的限制。所以这个行业需要科学，也需要艺术；需要革新，需要追求，也需要谦卑。医学的奇妙之处就在于要求我们有一颗不断进取的心，一颗具有默默温情的心。我把我讲的内容写成了一本书《让人文照亮医学》，希望给年轻的医生看。这本书其实不需要认真地读，而应该慢慢地读、漫不经心地读。倘若认真去读，那么浅显的道理你都会懂；倘若漫不经心地放在床边偶尔去读，或许会收到意想不到的效果。许多人跟我反馈，他们把这本书送给孩子读，孩子尚在上学的年纪。我仔细想想，对年轻人进行生命教育和美学教育也很有必要。还有两个人跟我说，我写的书被他们父亲拿去读了，他们父亲退休在家，为什么会读这本书呢？这个我就没想通了。

2010 年元旦，我在黄山，早上大家都去看日出。我也起来了，拍了一张彩霞飞动的照片，迎接时光和命运的转折。大自然繁衍出多彩的天空，让万物充满生机，让生命无限。

下篇 青年之思

高压工作下的人性化人力资源管理

魏　宁

随着财富的积累、自我意识的膨胀和身心压力的普遍存在，职业中的安全风险日趋常见。如果我们没有合格的职业精神，职场没有必要的心理辅导和干预，那么危险的职业会越来越多。有机构做过一项统计，都市里最危险的职业，排第一位是消防员，第二位是警察，第三位是医生。由于工作性质，这些行业的工作人员大多处在一种高压工作环境下，其心理承受着巨大的压力。以这样的状态结束一天的工作，日复一日，员工一定会感觉糟糕透了。以医生这个职业为例，自 2020 年初新型冠状病毒肺炎（以下简称"新冠"）① 疫情发生以来，广大医务人员英勇奋战在抗击疫情的前线，在防疫工作负荷较大的同时，还面临着感染风险高、心理压力大等困难。而帮助他们从这段经历中解压、重返工作的，正是复原力。复原力，即接受个人和职业上的挫折和压力，并从中恢复的能力。缺乏复原力的员工，在高压工作下，个人的价值感、工作热情会大幅降低。因此，在医院这类高强度工作的环境中，人力资源管理者要通过人性化的管理，培养员工的复原力。

---

① 2022 年 12 月 26 日，国家卫生健康委员会发布公告，将"新型冠状病毒肺炎"更名为"新型冠状病毒感染"。

复原力对于有焦虑和抑郁症状的员工尤其重要，因为日常压力源会让他们的状况恶化。有调查显示，每年受焦虑症影响者有近2000万人，20%以上的员工自称出现过抑郁症状，因此，公司迫切需要培养员工的复原力。研究表明，公司每年由于抑郁员工效率低下而损失了32天的时间成本，这个成本高达每年440亿美元。具体来讲，拥有1000名员工的公司里可能有200个人抑郁，每年会因此总共降低6400天的效率。这样说来，一项针对487家公司的调查中，75%的公司表示"压力"是职场头号健康问题，便也不足为奇了。

新冠疫情发生以来，参加一线防疫工作的部分医务人员出现了焦虑、抑郁、害怕、悲痛等心理应激反应，对临床工作的持续有效开展产生了一定的影响。华中科技大学同济医学院附属协和医院徐明川等对首批参与抗击新冠的一线护理人员进行了心理状态评估，研究结果显示，有85.37%的一线护理人员出现心理应激反应。华中科技大学同济医学院附属协和医院叶旭阳等对本院首批参加新冠防治的12名护士进行了工作体验访谈，发现这些护理人员在有服务社会的责任感等积极心理的同时，大部分人员也出现过焦虑、恐惧等负面体验。

新冠疫情流行早期，由于疾病风险不确定、防护措施不到位，出现了部分医务人员感染的情况。武汉市第一医院神经内科梅俊华等对武汉市四家三甲医院的70例确诊或疑似感染新冠病毒的一线医务人员进行了心理状态评估与测试，结果显示被感染医务人员存在一定程度的焦虑抑郁障碍及应激障碍，建议对其采取心理药物干预治疗的策略。

面对新冠疫情，各级新冠非定点收治医院组织了建立体温检测卡点、加强发热门诊分诊、开展新冠病毒核酸检测等工作，医务人员有潜在感染的风险，对医务人员的心理产生了一定的影响。蒲佳、李桂蓉等对本院临床护士面对新冠疫情的心理状况进行了较大样本量（$n = 867$）的调查分析，发现新冠病毒流行期间，总体上护理人员无明显的危机反应，但中年资、重点防疫科室、自测感染风险高的临床护士在心理变化上可能更易产生焦虑及危机反应，建议重点给予适当、及时的心理干预。

综上所述，新冠疫情期间，各级医院医务人员都面临着一定的身心压力，这些压力若不能得到及时的缓解，将会直接影响医务人员的工作状态，进而对疫情防疫工作产生影响。医院人力资源管理部门应结合医院实际，建立适合本院的公共卫生应急时期的医务人力资源调配模式，同时，更要及时了解医务人员的心理状态，帮助他们化解负面情绪。为改善一线医务人员工作条件，切实关心医务人员身心健康，使他们更好地投入疫情防控工作，国务院转发了国家卫生健康委、人力资源社会保障部、财政部《关于改善一线医务人员工作条件　切实关心医务人员身心健康若干措施》。医院人力资源管理部门或可从以下方面加强疫情期间人力资源管理，体现人力资源管理关怀。

一、科学排班

医院应根据实际情况建立适合本院的排班制度，合理安排医务人员作息时间，根据疫情防控实际和医务人员工作负荷配置医务人员，既满足防疫工作需要，又保障医务人员休息时间，避免一线医务人员工作负荷过重。重庆市下发文件《重庆市抗击新型冠状肺炎疫情医务人员轮休方案》建立其医务人员轮休制度（引用），要求：①预检分诊和发热门诊医务人员，原则上每工作 5 天可以轮休 1 天；②集中收治医院和区县（自治县，含开发区，以下统称区县）定点医院隔离病区、呼吸科、感染科医务人员，疾控机构的流行病学调查人员、实验室检测人员，原则上每工作 4 天可以轮休 1 天；③援鄂医疗队医务人员，原则上每工作 3 天可以轮休 1 天；④从事重症医疗救治人员工作 2 周以上，从事其他医疗救治人员工作 4 周以上的，结合人力资源配置情况，合理安排休整轮替。援鄂医疗队原则上以增派医务人员的形式，原地进行休整轮替，增派比例不超过前期派出人员的 15% 。

有人力资源从业者研究了应对新冠疫情的护理人力资源管理模式，建立了一支由机动护士、应急储备护士、骨干护士组成的应急护理团队，并要求相关人员白班连续工作时长不超过 4 小时，每周休假时间保证 2 天以上，保障了防疫工作的有效性。同时，她们认为应避免一线医务人员出现因工作负荷过重而导致身体和情绪变化影响救治任务等情况的发生，为此，护理部每日对紧急救治任务及疫情趋势进行分析、预测，与一线护理单元护士长及时沟通核实，根据应急护理人员数量和支援任务上的需求，灵活调整随时待命的应急护理人员预备队成员，以保障一线救治护理单元的人力补给。

二、人文关怀

加强对参与疫情防控工作医务人员的关怀力度，按照《关于改善一线医务人员工作条件 切实关心医务人员身心健康若干措施》的要求动员组织相关人员，组织开展对一线医务人员的慰问活动，了解他们的需求和困难并积极协调解决。加大对参与疫情防控工作医务人员的关怀力度，为一线医务人员及其家属建立沟通联络渠道，尽量不安排双职工的医务人员同时到一线工作，对家中有老人和孩子需要照顾的医务人员，要尽可能创造条件使其兼顾家庭。要安排志愿者或专门人员对有家庭困难的一线医务人员家属进行对口帮扶。医院可以对医生办公室、值班室和休息室进行合理的改造，营造有利于医务人员工作的良好环境，多方举措保障一线医务工作人员的身心健康。

通过多渠道及时了解防疫一线医务人员心理状况，如设计相关心理健康评估问卷，通过微信发送给医务人员进行心理压力评估；设立心理援助热线，供医务人员咨询。为心理压力较大的医务人员提供心理支持和干预方案。也可通过医院媒体平台发布相关减压方法，如弹穴位情绪释放法，郴州市第一人民医院曾满萍等已经通过研究证实弹穴位法能有效帮助抗疫一线护士减轻心理压力，进而快速消除紧张、焦虑等负性情绪。设立医务人员休养隔离点，收治一线医务人员，体现对医务人员的持续关怀。解放军总医院第五医学中心对收治的感染新冠病毒的一线医务人员实行集中隔离、单间居住、吃住行统一管理，确保收治医务人员工作之余零交叉感染，避免了一线医务人员与其家属和普通科室医务人员交叉感染等问题。

三、待遇与补贴

医院应根据相关文件保障防疫医护人员权益。各地要按照《人力资源社会保障部　财政部关于建立传染病疫情防治人员临时性工作补助的通知》（人社部规〔2016〕4号）和《财政部国家卫生健康委关于新型冠状病毒感染肺炎疫情防控有关经费保障政策的通知》（财社〔2020〕2号）的有关要求，统计疫情防控一线医务人员和防疫工作者工作情况，由同级卫生健康部门会同人力资源社会保障、财政部门按月审核，报经国家卫生健康委审核并报人力资源社会保障部、财政部审定后，由同级财政部门在次月垫付临时性工作补助经费，中央财政据实结算。

各级人力资源社会保障、财政部门要会同卫生健康部门，在同级政府领导下，根据实际情况，因地制宜及时向防控任务重、风险程度高的医疗卫生机构核增不纳入基数的一次性绩效工资总量，并指导有关单位搞好内部分配，向加班加点特别是作出突出贡献的一线人员倾斜。

落实好《人力资源社会保障部　财政部　国家卫生健康委关于因履行工作职责感染新冠的医护及相关工作人员有关保障问题的通知》（人社部函〔2020〕11号），开通工伤认定绿色通道，切实保障好医务人员合法权益。

四、提高卫生防疫津贴标准

为进一步保障新冠疫情防疫人员权益，根据《国务院办公厅关于加强传染病防治人员安全防护的意见》（国办发〔2015〕1号），出台提高卫生防疫津贴标准的政策。各地要按照政策规定及时抓好落实，特别是对参与新冠疫情防疫的人员，要及时足额发放到位。

五、先进表彰与媒体报道

"感人心者，莫过于情。"有效地利用情感因素来激励员工，更能打动人心；以感情联系为手段来激励员工，会有不一样的收获。当我们看到那些在一线奋不顾身的医生们，有的 12 个小时不能去卫生间，有的持续工作导致汗水浸透防护服，有的脸上被防护用品印上了深深的痕迹，相信此时的他们心中只有一个信念，那就是救人。金钱、地位，与救人相比，实在微不足道。这样的精神是值得被认可、被表彰的。医院要利用一切可以宣传的渠道，如医院官网、微信公众号、电视节目等，对在抗击疫情工作中作出突出贡献的医务团队和个人进行报道宣传，树立先进榜样，鼓励医务人员增强信心，激发斗志。

虽然国内疫情防控形势相对缓和，但海外形势依然严峻，截至 2020 年 8 月 30 日，全球现存新冠病例 8291730 例（数据来源于丁香园），外防输入、内防反弹工作依然繁重。与此同时，海外医务人员感染情况严重。在现有病例数最多的美国，已有62690 名医生、护士及其他医务工作者感染，其中至少有 294 人死亡（美国疾控中心 2020 年 5 月 27 号发布数据）。相较之下，美国医护人员感染比例（约为 3.73%）在全球还不是最高的；西班牙为 19.36%，暂居全球首位（4.2 万人，西班牙卫生部2020 年 5 月 3 日数据）；德国为 11.47%（2.04 万名，德国罗伯特·科赫研究所 RKI 2020 年 5 月 19 日数据）；意大利为 9.40%（1.35 万人，意大利全国医师联合会 2020 年 4 月初数据）。在发展中国家，医务人员感染情况可能更为严重，据印度媒体 2020年 8 月 29 号报道，印度目前已有 8.7 万医务人员感染新冠病毒，573 名医务人员因此病亡。巴西里约热内卢医务人员感染率高达25%（里约热内卢联邦大学调查数据）。截至 2020 年 7 月 3 日，俄罗斯社会保险基金（FSS）向 1.4 万余名医疗工作者支付了赔偿。这还只包括医学委员会进行调查并确认医疗工作者在工作期间感染新冠病毒的案例，被感染的医疗工作者总数目前未知。中国方面，国家卫健委 2020 年 2 月末数据显示，全国共有 476 家医疗机构的 3387 例医务人员感染新冠病毒病例，90% 以上的医务人员（3062 例）来自湖北，感染人数约占全部病例的 4%。积极报道我国疫情防控成果与全球疫情防控形势，对提高医务人员的职业自豪感也能起到积极作用。

许多帮助提升医务人员复原力的做法，并不需要投入过多的时间和金钱，还可以让员工根据自己的情况灵活参与。或许，对于高压工作下的员工而言，人性关怀是最好的复原力。

全球化背景下妇幼保健政策的地方实践

——以重庆 Z 村妇幼保健政策执行为例

姚克勤　李海燕

一、妇幼保健政策的全球化背景

2019 年，我国婴儿死亡率为 5.6‰，孕产妇死亡率为 17.8/10 万[1]，然而新中国成立初期，我国农村新生儿和产妇死亡率却很高，当时流传着"只见娘怀胎，不见儿走路""生一窝窝，埋一坡坡"等说法[2](457)。1949 年，新生儿死亡率 200‰，孕产妇死亡率 1500/10 万。当时国家要求卫生部门在农村训练助产员，推广新法接生，以此来降低产妇和新生儿死亡率；在全国范围内建立妇幼保健网络，培训大量的专业人员。妇幼保健网络的建立，以及众多接生员和乡村医生的培养，使得新法接生工作能在卫生资源贫乏的地方开展。世界卫生组织（WHO）充分肯定了我国农村卫生工作经验，并认为可以在世界上其他地区推广。

20 世纪 70 年代初，世界卫生组织针对全球人类健康状况进行了调查，结果显示发达国家人民面临疾病困扰，慢性非传染性疾病比例急剧上升，成为其主要死因；发展中国家人民生活贫困，受到急性传染病和寄生虫病的威胁，广泛存在营养不良的状况。当时全球有 70 多个国家的人均期望寿命在 55 岁以下，50 个国家的婴儿死亡率在 100‰以上。[3] 有鉴于此，世界卫生组织提出"2000 年人人享受卫生保健"的全球卫生战略。1978 年 9 月，世界卫生组织与联合国儿童基金会召开了第 32 届世界卫生大会，会议通过了《阿拉木图宣言》，正式提出"初级卫生保健"这一概念，同时指出初级卫生保健是实现"2000 年人人享受卫生保健"战略的基本策略和关键路径，以进一步提高全人类的健康水平。

1982 年，联合国儿童基金会 GOBI – FFF 项目把降低婴儿死亡率以及改善孕产保健作为主要的优先议题。[4](107) 为实现人人享受卫生保健和孕产保健的全球目标，我国同世界卫生组织、联合国儿童基金会、联合国人口基金会在妇幼卫生领域进行了广泛的合作，开展妇幼卫生合作项目和加强中国基层妇幼卫生/计划生育等项目。丰都县作为老少边穷县之一，在 1990—1995 年期间参与了《加强中国基层妇幼卫生/计划生育》项目，获得资助。项目要求开展妇幼卫生工作，做到孕产期、围产期保健，普及新法接生，推广科学接生；逐步达到城镇住院分娩和农村产妇到村卫生所或乡卫生院产房分娩的目标；定期普查和治疗妇女、儿童及婴儿疾病，降低婴幼儿和孕产妇死亡率；开展散居儿童和集体儿童的保健，做好各种儿童健康体检；搞好计划生育技术指导，落实优生优育措施。①

妇幼保健目标如何通过政策执行落实到地方？又如何同地方社会的人际关系、文化、经济水平等相联系？这成为本文关注的

① 丰都县卫生局档案：《四川省人民政府关于加强初级卫生保健工作的通知》，川府发〔1990〕135 号。

核心问题。

二、资料来源与研究路径

本研究主要资料来源是 1950—2001 年丰都县卫生局档案资料，以及笔者从 2016 年起在重庆 Z 村①所开展的持续性田野调查。对档案资料做内容分析后，笔者发现妇幼保健政策执行不只是一种自上而下的运作方式，也并非是强有力的权力压迫，而是在当地人情社会中的具体开展。新中国成立以来，妇幼保健工作经历了新法接生、孕产妇系统管理和围产保健等三个阶段，各阶段妇幼保健政策各有侧重，总体上呈现出从关注分娩到关注孕期，从关注妇女健康到关注母婴、儿童健康的发展过程。笔者针对档案资料所显现的妇幼保健工作重点，以重庆市丰都县 Z 村为田野点，探讨妇幼保健政策如何在具体实践中落实国际目标，以及村民与政策的互动过程。

Z 村坐落于丰都县北部，共 70 余户，近 300 人，村民传统生计为农业种植，改革开放后大批年轻人外出务工。[5](11—12) 60 岁以上妇女平均生育 3～4 个子女，在家里分娩；40～60 岁妇女平均生育 2 个子女，分娩场所为家里或者医院；20～40 岁妇女平均生育 2 个子女，在家里、医院、诊所分娩。② 不同年龄段的妇女经历了妇幼保健工作的不同阶段。在田野调查中发现，农村妇幼保健政策的实践过程既不是村民被动地落实国家政策，也

---

① 为保护田野调查对象，村落以 Z 村替代，人名用大写字母表示，括号里是性别和年龄，年龄按调查时间计算。

② 因统计时间为 2016 年，故 60 岁以上指 1955 年前出生，40～60 岁指 1956—1975 年出生，20～40 岁指 1976—1995 年出生。

非詹姆斯·C. 斯科特（Scott，J. C. ）在《弱者的武器》一书中所描述的村民消极应对、表面顺从的状态[6]，而是存在一套地方的运行逻辑。这套逻辑与 Z 村的经济发展水平、人情网络和传统文化观念等紧密联系在一起。

妇幼保健政策是指由政府制定的，以保护妇女儿童的生存、健康和发展等为目的的卫生政策。新中国成立以来，我国制定了一系列妇幼保健政策，如新法接生、节制生育、妇女病防治、妇女劳动保护、儿童保健等。自 20 世纪 70 年代以来，学术界对政策执行的研究逐渐增多，形成了一些具有影响力的理论范式，如自上而下执行理论、组织理论、街头官僚理论、制度理论、网络理论等。[7]这些理论视角主要从政策执行者的角度来分析，鲜有从政策执行对象的角度来分析。而政策在地方的落实，往往是执行者与执行对象互动的结果。妇幼保健政策一般以正式文件的形式下发到基层，通过一系列手段，由各参与主体（村干部、村民、卫生工作人员）等转化为具体的行动得以落实。政策既可以体现为正式的书面表达，也可以体现在非正式、非书面的实际行动中[8]，这些具体的行动便是政策执行的过程。在执行过程中，政策往往可能会偏离原来的文件，根据实际情况作出调整和改进，从而与当初下发的正式文件要求有所不同[8]，这些不同之处便是政策执行偏差。雷望红提出从政策吸纳的视角去理解农村低保政策的执行偏差[9]；张永宏对 L 镇农民工保护个案进行深入分析后，认为可以从组织间关系来看待政策执行差距[10]。本文认为政策执行是嵌入社会关系中并受其影响和形塑的活动[11]，因此，研究政策执行应回归到村庄各主体间的社会关系中进行探讨。

提到村落社会，通常首先想到"人情社会"。以往研究人情社会中的政策执行时，往往把人情当作妨碍政策执行的因素之一，如刘磊对农民低保政策的研究中提出人情是导致低保政策执行偏离的原因之一；又如，冯希莹等在对低保政策的执行效果进行研究后，发现"人情低保"现象，并认为这最终造成了政策微效。[12]冯希莹同时谈到，在政策执行初期，一定程度上的非正式规则不仅没有破坏低保政策的价值理念，反而推动了政策公平有效地执行，但也正是这种非正式介入的开始，直接导致了"人情低保"的普遍产生。[13]那么，人情到底是促进还是阻碍了政策执行？翟学伟认为中国人的人情作为群体、组织和社会网络中的连接方式，具有正功能和反功能，也即人情具有两面性[14](332—333)，因此，人情既可能促进也可能阻碍政策执行。

著名的社会学人类学家费孝通在《乡土中国》中论述了以己为中心的差序格局，村民以此来展开社会关系。陈柏峰认为在一个由亲缘关系和地缘关系所构成的乡村熟人社会中，人情是人际关系交往所遵循的主要逻辑。[15]刘少杰在市场秩序的研究中认为中国社会不仅是熟人社会更是熟悉社会，所谓熟悉，不仅是对人、环境的熟悉，更是对处事方式、思维方式等的熟悉[16]，也是对人情世故的熟悉。也就是说，熟悉社会中的人情往来，不仅仅是在传统社会礼尚往来过程中的客观结构，更是通过本土文化传承在村民心理底层的主观结构。对于人情的研究有助于我们理解乡村社会中的政策执行。学术界对于人情的研究主要体现在以下几方面：一是礼法、礼俗、礼制等方面的历史文献学研究；二是关于"人情"的思想文化史研究；三是各学科对"人情"的研究，例如，社会学中关于"人情""关系""面子"等的研究，人类学中关于"人情"与"礼物"的研究，经济学中关于"人情"与"制度"等的研究。[17]本文主要探讨人类学、社会学意义上的人情，既指处于差序格局中个体之间的实物互惠互动，也指拥有不同关系主体间的资源互惠，还指熟悉社会中信息共享，等等。

乡村社会日常生活中的人情往来主要靠女性维持，通常在家庭生活中，女性比男性更清楚"礼尚往来"的人情账。高秀娟认为女性的人情交往更加注重情感因素，更多和家庭事务相关。[18]妇幼保健政策执行是围绕妇女儿童开展的活动，政策执行者与执行对象也以为女性为主。所以妇幼保健政策的执行过程，不可避免地进入村民的日常人情生活之中。因此，对妇幼保健政策的执行应置于人情中来探讨。本文的研究路径见图 1。

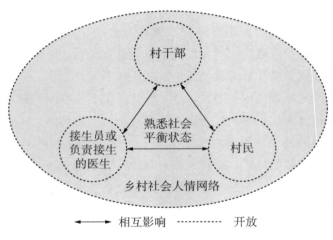

图 1　Z 村人情网络示意

在图 1 中，村干部、接生员或负责接生的医生、村民等构成了乡村社会的人情网络，各主体间在亲属关系的网络内互相影响，同时，他们的边界又是开放的。开放的程度和多种影响因素有关，包括亲属关系的远近、政策要求的力度、人情关系的考量等。妇幼保健政策在 Z 村依靠村干部、接生员、村民等不同主体落实。他们之间有着或远或近的亲属关系，同时，他们也深知乡村社会人情的运作方式。在熟悉社会相互作用的过程中，各主体之间达到平衡状态。对于"平衡"的界定，翟学伟认为"是一种主观的感受和分寸，并没有一种客观的尺度。它是属于一种个人心理上的掂量，或者是中国老百姓喜欢讲的'人人心里都有杆秤'。表面上看这句话包含着一种公道自在人心的意思，而实际上这杆公平秤是由情谊或亲密的程度来决定的。也就是说，它成为'公秤'的可能性最小，成为'私秤'的可能性最大"。[14](190—191)主体间的亲密程度、差序格局很大程度地影响着政策执行。事实上，妇幼保健政策在执行过程中，是否强制村民去做妇检，或者发现村民怀孕后如何处理，这些问题并不仅仅与差序格局相关，还涉及了很多复杂的因素，如政策要求的力度，家庭的子女情况、经济情况，等等。也就是说，同一个政策的执行可能会有不同的结果，具体情形需要放到当地的人情网络中来考量。本文将探讨不同主体如何在熟悉社会中行动，最终既满足政策要求，又实现村民意愿以及平衡人情关系。

三、嵌于地方社会的妇幼保健网络

分娩是人类的基本行为之一。在西方医学盛行前，"分娩"的安全性并不如它的普遍性那样高。新中国成立之初，政府便要求卫生部门在农村训练助产员，推广新法接生，以此来降低产妇和新生儿死亡率。新法接生的核心可以概括为"一躺三消毒"，即产妇躺着分娩，接生人员的手、接产用具（断脐带的剪刀等）、产妇的外阴部都要消毒灭菌。[5](30—31)1951 年，四川省以推广新法接生为重点，逐步建立各级妇幼卫生机构，培训大量专业人员。[2](447)为了普及新法接生政策，各级单位建立了保健网络，到 20 世纪 80 年代，四川省基本形成了县、区、乡、村四级妇幼保健网[2](447)，每级机构均配备了相应的人员以及设施设备。保健网络的一个重要组成部分便是卫生院的医生和接生员，他们处于网络的最底层，是推广新法接生的一线人员，对政策实行的影响最为明显，对他们进行培养就显得尤为重要。那么接生员是如何选拔，又是如何切实地作用到地方社会的呢？

在《丰都县人民政府卫生科一九五二年卫生工作综合总结报告》中，可以看到参加培训的接生员由乡村原有的接生婆和农村知识青年构成，并且要求他们思想纯洁、愿为人民服务；他们经由地方政府介绍参加培训班学习。Z 村乡场上的卫生院①当时承担了本村新法接生推广的任务。妇幼保健这部分工作由 WQR 医生负责，WQR 经过丰都县妇幼保健站的接生员培训，开展新法接生工作。同时，他参加培训回来后再培训其他人，每个生产队的接生员、赤脚医生都被通知到卫生院参加培训。② Z 村接生婆 XZL③参加了卫生院组织的新法接生培训，学习后开始开展新法接生工作。

下面以具体案例来说明新法接生政策如何经由接生员、村干部、村民得以落实：

DZH（男，64）20 世纪 70 年代初结婚，其妻于 1972 年

---

① 现已合并到镇卫生院。

② 访谈对象：原村主任 DXM；时间：2016 年 8 月 31 日上午；地点：DXM 查车的工作路口。

③ XZL 自新中国成立后就开始并一直从事接生工作。

怀孕，分娩时先是产妇的婆婆守着产妇自己生，难产，胎儿生不下来，请接生员接生，胎儿生下来就死了。后面又生了几个，都不记得具体数字了，均是难产，胎位不正（臀位、横位都有，就是没有头位的）。其中有一次，发作后去医院分娩，但还是没能保住新生儿。在他们家唯一养育的儿子 DZB 出生的时候，吸取了前面的"教训"，没有去医院，而是发作时就请接生婆 XZL 到家，一直守着产妇分娩。新生儿刚出生的时候也快不行了，XZL 采用人工呼吸等方式救了他。①

他们家第一次出现难产、新生儿死亡的事情时，被村干部（妇女队长）当成身边的案例来"教育"村民，告诫他们不要"生不下来才请接生员接生，要发作了就得请接生员"②。这种分娩后才请接生员导致新生儿死亡的案例，让村民认识到及时请接生员接生的必要性，同时，也让他们从"反面案例"中感受到了新法接生的好处。进而在推广新法接生时，村民也比较容易接受。然而，当 DZH 的妻子后来相继难产时，尤其是送到卫生院也没能保住胎儿的时候，就不再继续被当成"未及时请接生员接生"的案例，大家转而采纳了当地已往存在的观点，即"DZH 的老婆不好生人"。这样的归因，使得他们家自身和村民都认为是产妇个人的原因导致难产、新生儿死亡，"她自己不好生人"，与接生方法的"好坏"没有关系。在 DZH 的妻子连续难产、新生儿死亡几个后，怀 DZB 的时候，就没打算送她去医院了，毕

---

① 访谈对象：DZH（男，64）；时间：2016 年 8 月 31 日下午；地点：DZH 干活的地里。

② 访谈对象：原妇女队长 DFZ（女，76）；时间：2018 年 2 月 17 日下午；地点：DFZ 家里。

竟经济成本更高。但由于害怕再一次失败，DZH家选择了折中的办法：请接生员XZL上门守着分娩。分娩过程中新生儿快不行的时候，XZL运用培训过的人工呼吸知识救活了新生儿。这件事情让XZL觉得很有"面子"，她在当地的口碑更好了，DZH一家非常感谢她。同时，这也让新法接生的培训显得更加"厉害、管用"，接生员的话语分量也就更重了。队长考虑到DZH家的特殊情况，在计划生育政策执行后主动帮助他们一家办理了独生子女光荣证，作为他家人丁不兴旺的补偿。

DZH妻子这类情况在20世纪80年代后被视为高危孕产妇，成为妇幼保健的重点对象。除了推广新法接生外，Z村的妇幼保健在当时进入了孕产妇系统管理阶段。这个阶段要求加强组织机构建设，为孕产妇建立和完善健康档案，提高优生监测能力，将孕产妇全面置于医务人员的监控之中。通过定期检查制度，孕产妇孕育胎儿的过程以数据的形式被完整地记录下来，数据的"正常与否"又成为判定孕妇和胎儿状态的依据。通过这一套流程可筛选出高危孕产妇，从而对其进行重点监控，村干部、接生员等动员和劝说她们住院分娩，保障母婴健康。在此基础上，90年代后，Z村的妇幼保健进入了围产期保健管理阶段，工作的重点不再只是新法接生，而是关注母婴健康；也不只是高危孕产妇的住院分娩，而是所有孕产妇的住院分娩。从只关注"生"向关注整个孕期及产后转换，也从只关注分娩安全，向关注孕期、儿童期阶段转换。这样的转换，事实上是通过加强初级保健工作，逐步实现全球"2000年人人享有卫生保健"的目标。

随着妇幼保健工作重心的转移，国家为推动住院分娩，还采取了危重孕产妇转运机制、农村孕产妇住院分娩补助等政策支持，有效地降低了孕产妇死亡率。[19]Z村落实住院分娩，主要还是依靠村干部和接生员与村民的互动来完成的。在保健体系里，接生员的职能发生了转变，从接生员转变为保健员，不再从事接生工作，而是重点从事保健工作。接生员及时掌握妇女怀孕与产前检查的情况，若发现高危孕产妇便通报至镇卫生院。接生员本来就生活在村子里，对村里的大事小情都很清楚，因此能及时发现本村妇女的怀孕情况。多年的接生经验与接生员培训使得她们拥有了科学而专业的孕产知识，因此，作为保健员的她们可以给孕妇提供方便快捷的产前检查，若发现高危情况，可及时通报卫生院。同时，身为本村人，她们还利用村里的人际关系等进入孕产妇的家里，对孕产妇的家人进行有效劝导，从而使得产前检查、住院分娩等变成家庭共同决策，更加有效地实现了孕产妇住院分娩的保健目标。

从接生员 QGS 的个人经历，可以看到妇幼保健体系是如何培养与依赖接生员开展工作的。

接生员 QGS（女，70）已婚育有一女后，有主观意愿成为接生员，加上是村里的积极分子，也有生育经验，就参加了卫生院组织的新法接生培训。她拿到合格证书后，开始从事接生工作。刚开始主要是给"挨邻搭界"的产妇接生，后来口碑越来越好，接生的圈子也越来越大。接生时，她会根据产妇当时的情况来判断是否能顺利分娩，如果觉得可以顺利分娩则帮助产妇接生，反之，她就会建议产妇去医院分娩。她的建议通常也被村民采纳。后来，她的主要工作从接生逐步向动员村民住院分娩转换。她从切身经验来谈住院分娩和接生员接生的利弊，并通过分享周围的人住院分娩的经历等来动员产妇住院分娩。2013 年，镇政府彻底禁止接生

全球化视野下的医学人文

第 二 辑

员接生，目前她已不再从事接生工作了。①

2010 年之后，Z 村基本全部实现住院分娩。在落实了妇幼保健要求、降低了孕产妇和新生儿死亡率的同时，接生员的接生工作也退出了历史舞台。

四、基于主体行动的妇幼政策实践

"2000 年人人享有卫生保健"的战略目标不仅仅是关于人群健康的目标，更是关于经济水平、社会发展的目标。在实现此目标的过程中，我国将妇幼保健政策与地方发展相结合，开展加强中国基层妇幼卫生/计划生育服务等项目。在提高初级卫生保健服务的同时，实现了控制人口等目标。政策在地方的执行，并非是单个政策的独立运行，而是多个政策糅合在一起落实。Z 村妇幼保健政策落实就与计划生育政策执行相伴相生。20 世纪 70 年代，Z 村开始宣传计划生育政策，80 年代开始较为严格地执行。当时妇幼保健进入了孕产妇系统保健管理阶段，具体工作是以推广新法接生为主。为保障计划生育政策的执行，Z 村采取了三个月一次的妇科检查、超生女性安环以及男性结扎等措施。政策执行中，村干部和医生相互配合、互相支持工作，以完成上级单位所交派的任务。村干部主要负责记录情况，动员村民去妇检、安环、结扎。医院是提供妇检等医疗技术服务的单位，强制性的妇检制度依靠村干部的组织和动员得以执行。例行的妇检制度为孕

---

① 访谈对象：接生员 QGS（女，70）；时间：2016 年 2 月 5 日下午；地点：QGS 干儿子的车上。

产妇系统管理提供了便利，妇检过程中如果发现有孕，医院和村干部就会根据其是否符合生育政策来进行下一步动作：如果符合计划生育政策内怀孕，则进入孕产妇系统管理流程；如果是生育政策外怀孕，一般会动员孕妇放弃继续妊娠。

笔者在调查中，发现村民对计划生育、妇幼保健政策有不同程度的体验，各年龄段的具体感受也不一样。对于当地60岁以上的人来说，计划生育政策并没有在他们的生育年龄实行。等到政策实行时，他们已生育了四五个孩子，生育意愿已经得到满足，因此对于计划生育政策表现得"很支持"。例如，在村民LWZ（男，76）生育了五个孩子（最小的女儿于1976年出生）后，Z村开始推行计划生育政策，他作为计生专干，认为自己应带头响应政策，并且自己儿女都有了，没有理由不配合，遂主动选择了结扎。[1] LDS（女，72）怀孕的次数比较多，她自己都记不清具体怀孕次数，但养育起来的只有四个（一男三女，最小的1975年出生），有几胎都是以人工流产的方式终止妊娠了。她自述那时的生育能力太好了，不想继续生的原因有两个，一是政策不允许，第二个也是最重要的原因是她后来怀孕的时候，大儿子也在"说媳妇"[2] 了，自己再生育也不好意思了。[3]

计划生育与妇幼保健政策在Z村的执行，并非一直相互配合。与当地60岁以上的村民不同，40～60岁的村民经历计划生育和妇幼保健政策时呈现了另一种情景。村民通常会在"分娩安全"与"生育意愿"等观念影响下有选择地落实政策。村干部

---

① 访谈对象：LWZ（男，76）；时间：2016年2月6日上午；地点：LWZ家中。
② 找对象的意思。
③ 访谈对象：LDS（女，72）；时间：2016年2月10日下午；地点：LDS家里。

的执行过程也有一套"弥补"方式。村干部和村民共同塑造了政策执行的弹性空间。李银河认为计划生育政策是生育动力的抑制因素，且抑制力较大。[20]但在 Z 村，即使是计划生育政策执行得最严格的时期，村民也大都选择了超生二胎甚至三胎，当地独生子女家庭仅有两三户，在数量上远不如三孩家庭。[5](50)当地多子多福的观念使得村民大都选择超生二胎甚至三胎来实现和延续以生育为核心的村落文化。如前所述，村民已经意识到新法接生或住院分娩是相对安全的分娩方式。"躲着生二胎"是村民普遍的应对计划生育政策的方式，为了达到超生目的，新法接生被他们理解为"一种消毒方法"。下面以 YSY（女，55）家的案例来说明：

> YSY（女，55）于 1985 年生育了第一胎，1986 年怀上了第二胎，怀上了之后，便去娘家躲了起来，一直到生育都没有出来过，整整躲了 9 个月。临盆前她准备回家分娩，结果在路上就生了，都没来得及请接生员，生了之后才回到家的。回家后，她按照生一胎时接生员的消毒方法以及婆婆讲述的消毒操作，给老二剪了脐带。生完 20 天左右，就有搞计划生育的人到家里来要罚款。①

这时为了实现超生的愿望，村民并没有过多地考虑分娩安全，并且生育后的罚款（社会抚养费）也是强制性缴纳。20 世纪 90 年代，同样是躲着生二胎，但情况发生了改变。村民会在超生和优生之间权衡，在保障优生的前提下满足自己的超生意

① 访谈对象：YSY（女，51）；时间：2016 年 2 月 11 日中午；地点：YSY 家里。

142

愿。除此之外，他们缴纳罚款也更为主动，原因有三：一是政策要求，如果不交罚款的话，会有各种强制措施强迫自己交；二是不让村干部为难，也是为了感谢他们满足了自己的二孩愿望；三是由于外出务工，经济条件得以提升，他们认为"花钱买得到孩子"是一件非常"划算"的事情。DZH（男，51）的案例可以具体体现：

> DZH（男，51）的妻子在1988年生育了第一胎（男），在1994年怀了老二。他说当时肯定是想把老二生下来，但又考虑到妻子不好生人①，又怕出现问题，对于去哪里生还是犹豫了很久。后来是去山西亲戚家生的，一是可以躲避计划生育政策，二是在那里也有熟悉点的接生员，可以保障分娩安全，生完回来后主动去交了罚款。他认为，钱是不会走路和说话的，但孩子不一样，会说会跳的，是会动的。②

时任队长DFX是DZH的亲伯伯，在DXH超生二胎方面给予了很大的支持。通知妇检时，他明知道DZH的妻子已怀孕，却当成外出务工。队长之所以这么做，是因为他认为他弟弟家只有DZH这么一个儿子，DZH也只有一个儿子，不能让他们家只有一个男丁单传，所以生老二是情理之中的事情。但为了以后的工作开展，表面上得过得去。因此，DZH的妻子生的时候请了接生员接生，生完后主动缴纳计划外超生费既符合了政策要求，

① 第一胎死于难产，第二胎去医院才分娩成功，这里所说的老二是养育起来的孩子数量，并不等于怀孕次数。
② 访谈对象：DZH（男，51）；时间：2016年2月10日下午；地点：DZH家里。

也是为了伯伯的工作开展。对于哪些人该生、哪些人不该生，村干部会以地方人情来考虑，他们以心里面那杆"私秤"来衡量，一头放着国家的生育政策，另一头则放着村民的婚育情况、人情关系、经济状况等。例如，原计生干部 LWZ（男，76）说："像 ZSS 家那个妹儿①死了，就该生啊。所以，我们要鼓励他生。一来人死为大，二来政策方面也说得过去。"②

村民选择以"躲着生二胎"的方式来规避计划生育政策，而村干部其实对村民的这些方式了如指掌，对哪些家庭有超生意愿，以及什么时候会外出躲起来，甚至会躲到什么地方都是很清楚的，但他们经常揣着明白装糊涂。由于村干部的"配合"，当地村民的生育意愿得到了满足。超生之后，村民也会"配合"村干部的工作上缴计划外超生费，也就是他们口中的"罚款"。这不仅仅是对村干部工作的配合，更表明他们对生育政策的认同。就这样在村民和村干部的"躲避"与"配合"之中，生育政策和生育观念得以协调和落实。这期间，妇幼保健政策就成为村民可以"选择"的一部分，变成了一种"有条件的部分执行"。

五、结语

妇幼保健政策将全球化的健康目标融入地方发展之中，借助国际和地方力量落实妇女儿童保健工作。妇幼保健政策在 Z 村的

---

① 这里是指女儿。
② 访谈对象：原计生干部 LWZ（男，76）；时间：2016 年 2 月 5 日晚上；地点：LWZ 家里。

执行过程，既体现了妇幼保健的全球目标是如何通过宣传和组织等形式进入村民的日常生活，也展现了地方社会如何将政策融入人情网络、传统观念之中。政策执行过程将国家政策要求通过容易接受的形式、通俗易懂的语言和日常生活内容等方式呈现，类似于孙立平指出正式权力的非正式运作[21]。一方面，组织上的机构设置、人员培训等强化了政策的实施；另一方面，也正是落实政策的这些人对村民"网开一面"，满足了村民的生育愿望。村民逃避与选择式地应对政策，以及与政策执行者的"配合"，既符合了当地传统的生育文化观，也满足了人情需要。村干部、接生员和村民在人情中理解政策，并运用政策。在政策执行时，他们互相之间都强调"要说得过去"，不要让对方为难。这如何"说得过去"的过程，就是对人情社会中政策要求、亲属关系、经济水平等各方面的衡量。乡村社会中"各方都说得过去"则达到了熟悉社会的平衡状态。

参考文献

[1] 国家卫健委规划发展与信息化司. 2019 年我国卫生健康事业发展统计公报 [EB/OL]. http://www.nhc.gov.cn/guihua-xxs/s10748/202006/ebfe31f24 cc145b198dd730603 ec4442. shtml, 2020 – 06 – 06.

[2] 四川省医药卫生志编纂委员会. 四川省医药卫生志 [M]. 成都：四川科学技术出版社，1991.

[3] 高惠琦，乔磊，黄敬亨. 世界卫生组织人人享有卫生保健战略的由来和发展 [J]. 中国初级卫生保健，2004，18（8）.

[4] 保罗·法默，金庸，凯博文，马修·巴西利科. 重新想像全球健康导论 [M]. 常姝，译. 上海：上海译文出版

社，2020.

[5] 李海燕.话语实践与权力运作对孕产行为的规训：以重庆汉族农村 Z 村为例［D］.成都：西南民族大学，2017.

[6]［美］詹姆斯·C. 斯科特.弱者的武器［M］.郑广怀，张敏，何江穗，译.南京：译林出版社，2011.

[7] 陈家建，张琼文.政策执行波动与基层治理问题［J］.社会学研究，2015（3）.

[8] LIPSK M. Street-level bureaucracy：dilemmas of the individual in public services ［R］. New York：Russell Sage Foundation，1980.

[9] 雷望红.政策吸纳：理解农村低保政策执行偏差的新视角［J］.西南大学学报：社会科学版，2019，45（1）.

[10] 张永宏.从组织间关系看政策执行差距：L 镇农民工保护个案分析［J］.广西民族大学学报：哲学社会科学版，2009，31（1）.

[11] 汪霞.破解公共政策执行中"关系强嵌入"迷局［J］.湖北大学学报：哲学社会科学版，2016，43（5）.

[12] 刘磊.基层社会政策执行偏离的机制及其解释：以农村低保政策执行为例［J］.湖北社会科学，2016（2）.

[13] 冯希莹，王源，李楠."人情低保"与低保政策执行过程中的政策微效分析：对抚顺市某区的个案研究［J］.社会科学辑刊，2008（1）.

[14] 翟学伟.中国人的日常呈现：面子与人情的社会学研究［M］.南京：南京大学出版社，2016.

[15] 陈柏峰.熟人社会：村庄秩序机制的理想型探究［J］.社会，2011，31（1）.

［16］刘少杰．中国市场交易秩序的社会基础：兼评中国社会是陌生社会还是熟悉社会［J］.社会学评论，2014，2（2）.

［17］罗云锋．人与情："人情社会学"思考札记［M］.北京：中国政法大学出版社，2015：5.

［18］高修娟．农村仪式性人情活动中的性别分工与性别关系：基于皖北农村葬礼的参与式观察［J］.妇女研究论丛，2016（3）.

［19］GAO Y, ZHOU H, SINGH N S, et al. Progress and challenges in maternal health in western China：a Countdown to 2015 national case study［J］. The Lancet Global Health, 2017, 5 (5).

［20］李银河．生育与村落文化［M］.北京：文化艺术出版社，2003.

［21］孙立平，郭于华．"软硬兼施"：正式权力非正式运作的过程分析：华北B镇收粮的个案研究［C］//《清华社会学评论》特辑，北京：社会科学文献出版社，2000.

重症监护室探视困境及其医学人文启示

——以某三甲医院 L 重症监护室探视活动为例

吴杏兰

重症监护室（intensive care unit，ICU）是医院集中监护和救治重症患者的专业科室。由于患者的脆弱性以及救治工作的紧急性与重要性，ICU 的设置相对较为封闭，严格限制人员的流动。因此在 ICU，探视成为家属直接了解患者情况的唯一途径。

笔者在广州市某三甲医院 L 重症监护室进行田野调查工作的过程中，发现了一个很纠结的现象。一些家属在探视中与医生沟通患者病情时，往往提出想进入病房看看患者的要求，医生则往往会以交叉感染、患者病情重需要休息等理由建议家属不要进入病房探视。有一床的家属每天探视时都向医生提要求，而医生每次都不建议其进入病房探视，最后家属非常生气，抱怨了几句，医生和护士们有些紧张，后来在做好预防感染的专业指导下让家属进入病房探视患者。探视完之后，医护们开始讨论起来，大家一致认为是 9 床的家属带了个"坏头"，每天都要求探视，并和其他家属"沟通"，导致其他床的家属也要进来病房探视，现在进来探视的要求就越来越多了。但不管是哪一床的家属，开始时基本上每一位家属都想要进去探视，如果患者病情恶化，家属更想要进去探视；也有的家属说隔了很久都没有见过一面，想要进去探视。

这个现象暴露出该重症监护室探视制度的一些问题。ICU 探视是医院医学人文的体现，但是从这个现象中可以发现，不管是家属还是医护人员，对这种探视制度都存在不满之处。有研究表明，家属对疾病的认知程度与医患纠纷发生率有负相关的关系（李娇、钱俊涛，2015）。但笔者在田野调查中发现，即使家属对疾病的认知程度很高，他们依然想要进入病房探视。那么，家属为何想要进入病房探视呢？医护人员为何一再地阻挠这种探视的需求？他们各自的逻辑是什么？二者是如何协调这个问题的？这些张力又暴露了哪些问题？

为了回答这些问题，笔者在 L 重症监护室进行了深入的田野调查。田野调查时间为 2019 年 9 月至 2020 年 1 月，研究者采用参与观察和访谈的方法收集资料。田野调查期间，研究者征得医院和科室医生的同意，以志愿者的身份留在探视室，并参与到医护人员与家属的沟通当中，观察整个探视的过程，并适时地记录下他们的对话、语气、表情和动作等。因此，调查期间，研究者的身份为志愿者，在探视过程中进行家属引导、抚慰等服务，同时又深入 ICU 科室内部，参与科室的交接班、教学巡逻以及日常生活之中，保持着与家属以及医护人员的沟通与互动。考虑到探视内容的隐私性和敏感性，调查过程中并未使用录音录像设备，而主要靠现场笔录和事后及时补充来完成资料的收集。收集到的资料包括科室空间环境资料、探视过程的医护与家属间的沟通和行为观察记录、医护工作的观察记录、对医护家属的访谈等资料。

一、重症监护室探视制度概述

随着重症监护室的发展，其探视制度也受到了学术界与临床医学的关注。探讨重症监护室探视制度的来源及演进，可以更好地理解 L 重症监护室的探视困境。

（一）探视制度的来源及其演进

重症监护室在全球的起源呈多极性，主要源头有麻醉科、外科和内科，与战争中的救治及重大疾病流行有关（陈德昌，2013）。美国约翰·霍普金斯医院的沃尔特·爱德华·丹迪（Walter Edward Dandy）教授（1886—1946）创建了美国第一个神经外科 ICU（陈德昌，2013），1949—1952 年，北欧发生了脊髓灰质炎的暴发流行，为了集中资源及有效、方便地救治急性呼吸衰竭患者，专家把他们都集中在同一个病房处理（Hall，Schmidt and Woodl，1992）。ICU 逐渐演变为对危重、抢救、大手术后等情况的患者进行集中监护与救治的加强治疗病房。20 世纪 80 年代初，中国大陆根据欧美模式，引进危重病医学（critical care medicine，CCM），发展至今，已经形成了多元的 ICU 模式（陈德昌，2013）。

重症监护室患者病情危重、变化快、机体免疫力差，是医院感染的易感人群，而 ICU 为了有效地控制感染，往往采取封闭式管理，把家属隔离于病室外（闫雅凤、唐晟，2007）。但越来越多的研究证明，开展 ICU 探视对患者、家属、医护人员均具有益处（Maxton，1997；Simon et al.，1997），从而延伸出 ICU 探视制度。探视制度的出现，是现代医学模式的发展和人性化管理及服务的体现，也是尊重和落实患者疾病、医疗、护理的知情权及选择权等合法利益的体现，更是医学伦理学的要求（石玉兰、廖燕、陈林，2007）。

探视制度主要分为限制性探视制度（restricted visiting policy，RVP）和开放性探视制度（unrestricted visiting policy，UVP）两种。限制性探视制度是指对探视人数、探视开始时间和探视持续时间等均加以限定的探视制度（贾林、陈亭儒、吴洁杏，2011），开放式探视制度则是对探视频次、探视持续时间及探视人数没有限制的探视制度（Spreen and Schuurmans，2011）。相对而言，开放性探视制度更符合患者和家属的需求（Spreen and Schuurmans，2011），但是目前国内医院重症监护室的主要探视模式是限制性探视（周玉意、邵菊琴、张海燕，2016）。随着相关研究指出家属等社会支持对患者康复、心理缓和的有益影响，道奇（Dodek）等人提出 ICU 也应该"以患者家属为中心"，应建立"以患者及家属为中心"（critical care family assistance program，CCFAP）的模式，改善 ICU 的探视制度（Dodek et al.，2004）。国内外医院 ICU 开始对 ICU 探视制度的改善进行一系列尝试。本研究所在的 ICU 也在积极探讨适合患者、家属以及医护人员的探视模式。

（二）L 重症监护室的探视设置

广州市某三甲医院的 L 重症监护室集救治、康复与护理于一身，是华南地区最大的综合性 ICU 之一。L 重症监护室有单独的探视室，但是这个探视室并不是封闭的，而是相对开放的。探视室连接着医护人员的更衣室，工作人员可随时通过探视室进入更衣室。

1. 探视设备

有着现代科技手段辅助，L重症监护室在探视设备上不仅配置了视频探视，还包括对讲系统。

（1）探视视频。L重症监护室的探视视频类似于监控室的实时监控，家属在探视时可以看到护士事先连接好的监控，监控内容即为患者在病房中的实时情况。探视视频播放器放在距地面1.6米左右的墙上方便家属观看。视频设置时长为10分钟，超过10分钟，视频自动转换为下一时段。如需更换，可让护士进行人为切换，这往往便于迟到的家属的探视。

（2）对讲系统。L重症监护室运用现代化高科技手段，设置ICU对讲系统，用来提升患者与家属之间的沟通水平。对讲系统的使用如下：在视频播放器的旁边有一张纸，纸上有对讲系统使用指南，按对应的床号数字即可连接对应病房里的电话。护士接通电话，放在患者的耳边，家属与患者即可进行对话。对讲系统没有时间要求，但是电话通话往往随着视频的结束而结束。

（3）其他设置。探视室的墙上挂着该科室的一些荣誉象征，多为患者对科室医生、护士的感谢证明。探视室的右墙边上有一张桌子，桌子左右分别有两张椅子，前边也有一张。桌子旁的墙上挂着一张人体器官医学说明图，桌子上有一个可爱的时钟，以及一些消毒设备。桌子的抽屉里放着一次性口罩、手套、防护衣、防护帽等医学用品，主要用于家属进入病房探视时使用。

2. 探视规则与流程

（1）探视室的进入。进入探视室需要经过两个门卡。首先是刷卡或者由护士带领进入重症监护室的前门室。ICU前门室有三个门，除了进入的大门，有一个门是通向ICU病房的，另外一个门则是通向探视室。通过右侧的门，刷卡就可以进入探视室。

因而探视室都是由护士带领着家属进行探视的。

（2）探视时间安排。探视按照床号进行，10：30—12：00 是1—7 床的探视时间，15：30—18：00 是8—15 床的探视时间。探视时长为每床 3 个时段（10 分钟为一个时段），实际上的探视时间随着视频探视的结束而结束。如果有特别的病情需要沟通，医生与家属则在 ICU 的前门室进行沟通。星期一至星期五探视时，有医生与家属进行病情沟通，周六周日两天则不安排医生与家属沟通，只安排家属的视频探视与电话通话。

（3）探视过程。到了探视时间，病房里的值班护士提醒准备探视的患者的陪床护士做好探视准备，打开该患者病房里的监控设备，然后准备好患者的每日清单等材料，去门口把家属接进探视室，打开探视视频，交接好每日清单，叮嘱家属准备患者需要的物品以便明日探视时带来。值班护士指引家属进行电话通话后，便到病房内叫患者的责任医师出来和患者家属进行病情沟通。病情沟通完毕，一个完整的探视过程即结束了。需要指出的是，探视视频播放器的下方贴着一个警告"请不要拍照或录视频，谢谢合作"。所以在笔者当志愿者的时候，经常要做的一件事就是及时阻止家属的拍照与录视频行为。

二、L 重症监护室探视过程及困境

家属及医护人员的行为及互动过程集中体现了探视的困境以及双方的矛盾冲突点。由于 L 重症监护室的大部分患者处于昏睡、痴呆状态，因而本文对患者的关注相对较少。这部分内容将主要对家属及医护人员的行为态度及其互动进行探讨。

（一）家属的角色扮演

1. 家属的探视过程

家属的探视过程并不复杂，简单来说就是按照"等候—进入探视室—视频探视与对讲通话—与医生沟通病情—结束探视"这样的过程进行。

　　参加完医生的交接班，简单整理一下交接班的内容就已经 9 : 30 了。做好防护措施后，我到重症监护室的护士工作台旁看今天的工作安排。此时门铃电话响了，讲话的是 1 床的家属。"您好！我是 1 床黄××①的家属，是来探视的。"值班护士听了电话后，就说"请稍等"。我换好志愿者服装，准备去接待他们。我把他们接进探视室，请他们坐下，打开了探视视频。家属等了几分钟，视频（画面）终于出来了。我告诉家属可以打电话跟患者交流。然后家属们一边看视频一边讨论一边打电话。

——2019 年 10 月 15 日田野笔记

由于重症监护室的急救抢救特征，医护人员的紧急行动十分重要。而这往往也推迟了探视的时间，有时会引起家属的不满。

　　第一次进入探视室的家属对探视的操作很不熟悉，需要工作人员的指引。对操作熟悉的家属，来到探视室之后，首

———

　　① 为了保护 ICU 与患者的隐私，本文的人名以"姓氏＋职称/××"进行匿名化处理。

先注视着探视视频，等待着探视视频切换的那一刻。家属接通电话之后，往往以这样的对话开头："喂，×××，我是×××，我来看你了！你能不能听到我说话啊？你感觉怎么样啊？有没有好一点啊？"

患者往往不能言语，但可以有肢体动作。有些家属打电话时让患者动动左右手，患者照着做了，家属会非常开心，他们认为这是患者好转的迹象。有的患者在接电话时会有较为强烈的反应，医护人员在一旁陪护时会跟家属说患者听到家人的声音有反应了，他/她应该很开心。这时家属会比较欣慰，9床家属在探视时就是这样的。但是其实谁也不知道患者此时想要表达的是什么，是开心激动，还是愤怒，还是抗争，还是无意识的条件反射。

——2020年2月10日田野反思

今天6床的家属过来探视，他是患者的女婿。他站在探视视频前，并未拨打对讲系统，看了几眼就开始跟我聊天，先是感谢我，然后问我是不是医学生来实习的，我说是的。他说，你们医生很有前途，像南沙那边就非常缺医生，你毕业了去那里肯定会有很好的发展。然后他又跟我聊了一些南沙那边的政策。当我问他关于患者的情况时，他说，说实话，现在就那样了，也说不了话，又是昏睡的状态，能怎么样呢？视频了5分钟后，他拿着清单跟我道别了。

——2019年10月20日田野记录

与6床的家属差不多，8床冯××家属的表现也比较常见。

155

8床家属来到探视室，护士与他交代了事情之后，他就站在探视视频前。他也不拨打电话，只是看视频。他就那样一直站在探视视频前看着。视频里患者已经睡着了，一动不动的，但是他就一直站着不说话，直到视频结束。

——2019 年 10 月 20 日田野记录

在视频探视的过程中，家属也在等待着医生出来沟通病情。家属看到医生，往往很焦急地问"×××今天有没有好一点""什么时候可以转院""睡得好不好"等问题。也有一些家属问一些医学方面的问题，如血小板比较低之类的问题。家属往往也很难提出可以深入沟通的问题，这些问题都是可以简单地回答，甚至在医生看起来是毫无根据的、明知故问的或者解释不通的、三言两语说不清的问题。L重症监护室提倡医学人文关怀，对医生的医患沟通进行了专业的培训，医生们尽量用平等、耐心、通俗易懂的话语与家属沟通，尽最大可能地回答家属提出的问题。因此，家属的问题并没有对医生造成多大的沟通困难。有学者指出，家属的回应归纳起来主要有两种模式：一是接受，二是质疑。通过接受、不认同、质疑等方式，表现出想要平等对话、发声的诉求（涂炯、亢歌，2018）。实际上，在 ICU 中，家属的模式主要有接受、似懂非懂、质疑这三种模式。接受就是理解了医生的解释；似懂非懂就是对医学术语的不理解，这是新的概念，自己听到医生这样解释，但是自己并不是真的懂，也不知道该如何发问质疑；还有一些家属并非质疑医生的治疗方案，而是质疑医疗方案背后所挂钩的医疗费用，以及患者所接受的治疗和护理。这些，都是在视频探视中得不到回答的问题。

2. 家属的态度及情感

家属急切地希望联系上患者，不希望把时间浪费在无意义的等待上。

> 1 床家属等了 5 分钟，视频还没有显示内容。家属等得有点不耐烦，其中年纪最大的家属抱怨怎么每次都要等这么久。我安抚了一下家属，就去病房里看看是怎么回事。找到值班护士，她说陪床护士还没准备好，还很忙，让等一会。于是我就跟家属说现在护士正在处理很紧急的事情，可能要麻烦大家等一下。家属又等了 2 分钟，视频终于出来了。我告诉家属可以打电话跟患者交流了，然后家属们就开始一边看视频一边讨论一边打电话。
>
> ——2019 年 10 月 15 日田野笔记

探视室并不是封闭的，随时可能有工作人员经过探视室，这给家属的探视表达带来一定的影响。

> 14 床卢××的家属，每次来探视都跟患者说很多话，但是一旦有人经过探视室，她便压低说话声音，说一些没有那么"私密"的"亲密"的话，而等别人走了之后，她又开始了她的亲密的说话。于是每次接待她探视时，我都很识趣地躲到病房里。
>
> ——2019 年 12 月 9 日田野笔记

14 床家属的情况比较特殊，因为大部分家属在电话通话中都没有太多的话语，也没有特别激动的表达。尽管大部分家属的情绪都比较低落，但是也很少号啕大哭，因为就算家属特别难过、痛苦，其他家属或者医护人员也会建议家属不要过于情绪化，以免影响患者的病情。

在田野调查中，笔者接待了一位家属，她的丈夫因为疑似肺结核住进了重症监护室。一开始患者还挺配合，每次视频的时候都能跟妻子进行肢体互动，家属也一直给他鼓励打气，每天都试图唤起他的斗志战胜病魔。但是随着住院时间变长而病情并未获得突破性进展时，患者逐渐疲惫，斗志大为降低。2020 年元旦假期第一天，家属过来探视的时候忍不住哭了，她对着电话哭诉："你知道这几个月我有多么难熬吗？你为什么不理我？为什么叫你都不动给我看？你要加油的你知道吗？我们都坚持了这么久了，你不可以放弃的！你再坚持一下下就可以出院了，你不可以这样对我，你不可以不理我的喔……"医生和护士看到家属情绪失控，便赶紧来安慰家属，并跟她说那样不利于患者康复。笔者搀扶着她出了探视室，她便在窗户旁边蹲下来啜泣，笔者在一旁安慰她。许久后，她跟笔者分享了她的故事。这些苦痛压抑得太久了，却无法在探视的过程中释放出来。

（二）医护人员

1. 护士的角色展演与探视认知

在探视的过程中，护士之间是相互配合的。当家属按门铃要求进来探视时，护士工作台的值班护士便和接待家属的护士进行沟通，如果接待家属的护士准备好了探视需要的清单等内容，则按下门禁开关让家属进来探视。工作台值班护士与陪床护士之间也有配合。在视频探视之前，工作台值班护士先让陪床护士做好视频探视的准备，陪床护士整理好病人、输液等工作后告知值班护士可以开始探视，工作台值班护士才切换探视视频。接待家属的护士与陪床护士的配合也是贯穿整个探视过程的。接待家属的护士把家属引进来之后，则回病房与陪床护士沟通，包括病人需要的物品、家属需要注意的事项、病人的一些基本情况与特殊情况，接待家属的护士都需要了解，然后回到探视室将相应的情况与家属进行沟通。另外，护士与医生之间也有沟通。

护士在探视的过程中所扮演的大多是服务者的角色，他们是没有权力与家属沟通病情的。大多数护士都深谙此道。如果因为自己的不专业解答而引发医患矛盾，其后果就不仅仅是丢掉工作这么简单，这种情况是他们所不想见到的。因此，护士在与家属沟通的过程中总是小心翼翼的，一旦家属问到专业的问题，护士会犹豫几秒钟，随即建议家属等待医生解答。

尽管没有明文规定家属是否可以进入病房探视，但护士们对家属进入病房探视的行为是十分反感的，因为家属进入病房探视总是会打破探视的规则。

12 床唐××为疾病终末期患者，其家属经得主管医生的同意进入病房陪护。

家属进入病房后的一些行为让护士姐姐们十分讨厌。一方面是因为家属未经医生同意擅自带药给患者使用，另一方面是家属情绪比较激动，而且总是超过探视的时间，给护士的工作带来极大的不便。1 月 10 日，12 床家属征得医生的同意，在 18：30 由我带领进入病房探视。家属给患者滴上自带的眼药水，还准备擦涂其他药物。这被护士姐姐看到了，她立马阻止了家属，并跟主管医生报告了这件事。主管医生和家属沟通了一会儿，家属没有继续使用自带药物。但是他们并不理会护士的催促，在病房里探视了 20 分钟。陪床护士十分生气，不断催促我赶紧把他们带出去。我说了好多话才把他们请出去。陪床护士很生气地对我说："这床的家属真是让人头疼，隔三岔五地要求进来探视，还自己带药来，真是烦人，如果出了什么事就要我来负责，而且他们一来就不想走的样子，我还要工作呢！真是太讨厌了！"

——2020 年 1 月 10 日田野笔记

有研究表明，探视时间延长有可能干扰对患者的护理（Berwick and Kotagal，2004），护士并不习惯在工作时被凝视的感觉（Giannini，2007），而对于家属情绪的控制则会给护士带来更大的压力感（Lee et al.，2007）。因此，即使是让家属短暂地进入病房探视，也容易引起护士们的不满。

2. 医生的沟通艺术与探视困境

病情沟通必须由医生来完成，这个角色谁也不能替代。医生在与家属沟通病情的过程中是小心翼翼的，包括他应该说什么样的话、不该说什么样的话，他面对病人的情况应该表现出多大的悲伤，他看到病人的某些康复时应该表现得多么开心，他应该如何表达他的时间安排和他的语气与眼神，等等。

对于与家属的沟通，吴医生有自己的一套独特的方法。她说家属就像是你的孩子，需要把他们照护得"开开心心的"。

15 床柯××是一位离休老干部，因为突发脑溢血而入住 ICU。柯××有一位白头相守的 85 岁的妻子，她每次来探视都是泪眼婆娑的。吴医生是 15 床的主管医生，对这位老干部十分上心，对病人的家属也是十分的关心。吴医生就像哄小孩一样哄家属，自己也表现得特别可爱，她会时不时地叮嘱患者"要乖哦"。在探视的时候也不断地安慰老太太，向老太太撒娇，让老太太好好照顾自己。

——2019 年 12 月 25 日田野趣事

来进修的冯医生则对医患纠纷特别敏感。他跟 1 床来探视的家属沟通病情时，突然使用了非常专业的话语，家属似懂非懂地发问，冯医生又以专业的术语来解释家属的问题，然后以"继续观察"之类的话来结束探视。笔者随着冯医生回到病房，冯医生悄悄对笔者说："你注意到他们录音了没？"笔者非常惊讶，完全看不出有家属在录音。冯医生说："我看到他们在录音，我很生气！这是不相信医生的表现！既然你都不相信医生了，那我也不知道你的这些录音会对我造成什么影响，所以我只能就问题给出专业的回答，我也不管他们听不听得懂。在这种情况下，医生要学会保护自己。"听了冯医生的话，笔者才意识到一个简单的探视居然也暗藏了这么复杂的医患关系。

除了冯医生遇到的这个例子，还有一个例子也呈现了复杂的医患关系。上述的 15 床患者是一位老干部，其家属常以其社会地位为由不断向李医生施压，要求进入病房探视。李医生迫于无奈满足了家属的多次要求。当陪床护士阻止家属使用自带药物时，家属称已经取得了医生的同意。陪床护士对此产生怀疑，便与李医生确认此事。李医生马上与家属沟通，说不能乱给患者用药。家属结束探视之后，李医生随即收到了科室主任的电话，原来家属打电话跟主任投诉说管床医生不尊重家

161

属，不让家属表达孝心。李医生随即跟主任解释了一番，但也是有苦难言。

总的来说，在探视过程中，医生的职责就是给家属答疑解惑，围绕着患者而展开一系列对话，主要从生物医学的角度来进行会话。在视频探视的过程中，不管是医生还是护士，都以家属为中心，宣扬为家属着想的照护关怀，"投其所好"，同时在某种程度上隐藏了患者照护的某些问题及其痛苦，从而达到关怀家属的目的。对此，有学者认为，ICU 患者病情严重，患者不仅全身放置着各种导管和仪器设备，表情痛苦，病情会随时发生变化，随时可能因出现多脏器功能衰竭而面临死亡。家属看到自己的亲人痛苦，心理十分紧张、恐惧和悲观失望（段海燕，2012）。因此，在探视过程中，引导家属不往消极的方面想，是 L 重症监护室医护人员的重要职责所在。

三、ICU 探视困境及其医学人文启示

在当前医患矛盾较为突出的时代，医院在努力提升医学人文关怀，提升探视设备的先进性，提高医护人员的服务意识。但是已有的探视制度无法满足家属、患者以及医护人员的需求，导致家属不断地提出进入病房探视的要求，医护人员则因种种原因频频婉拒，从而并未实现探视制度设置的本意。而这一困境的出现，有着更为深层的根源。

（一）ICU 探视困境的分析

1. 视频探视无法满足需求

家属需要表达的是情感照顾，但是视频探视无法满足其需

求。有学者分析，在通话过程中，只能通过声音交流，这种交流建立在常识经验的基础上，产生的是虚拟的体验，而不是通过具体的形象构建表现给双方，因此无法看到彼此心理现象的表达。因此，身体是缺席的，身体的缺席容易导致情感与心理表述障碍（杨庆峰，2009）。在 ICU 探视的过程中，家属可以通过视频远距离地看到患者，但是患者无法看到家属，二者只能通过电话交流。在 ICU 的患者大部分处于昏迷、痴呆状态，或者因为气管插管、气切等原因而无法发声，从而无法充分地利用电话设备来交流。不管是身体的缺席还是沟通的困难，都导致了患者与家属的情感交流受阻。

照护要求的是在场感，要求照护者切身实际地"在那里"，与患者"在一起"进行互动（凯博文，2017）。凯博文（2012）指出，照护包括"实际行动（身体照护）、情感行动和道德行动"三个层面。照护接近于两个联系紧密之人的礼物交换，交换的过程是双方的道德责任、情感体验和社会资本的体现（程瑜、谢操，2017）。所以，照护是包括了身体、情感与道德三个层面的，任何一个方面的割裂都有可能引发照护者的内疚感和负担感（Scott et al.，1985）。将患者送入 ICU 之后，家属无法做到对患者的身体照护，但是，家属可以通过探视表达他们对患者的关心、担忧、鼓励等，是道德照护的体现。如果这种道德照护无法成功地传达给患者，对于家属而言则是情感表达的障碍，是心理需求的不满足。因此，探视制度尽管给了家属一个表达情感的窗口，但是由于设备不先进而无法传达其照护的情感，使家属产生一种"不在场"的感觉，让家属无法实现情感与道德的照护，因而无法获得照护的互惠反馈，其需求得不到满足。

2. 探视制度设置不够合理

L 重症监护室在探视时间安排与探视时长上较为固定。1—7 床的探视安排在上午，8—15 床的探视安排在下午，每一床的探视视频时间为 10 分钟，按照顺序进行。家属需要根据安排来进行探视。视频结束之后，医生与家属沟通患者病情的时间常常被压缩，大部分的情况是在沟通病情时被下一床的家属进来探视打扰、中断，这往往导致家属对患者的病情没有全面的认识与了解，也不利于家属的医疗决策。同时，ICU 患者病情重，身体非常虚弱，常常处于睡眠状态中。家属探视时，医护人员若发现患者已睡着，则以患者需要休息等理由，让家属尽量不要打扰患者。加之视频探视设备的不足，这种探视安排使得照护者（家属）的不在场感越发强烈，在场感的缺席进一步影响了家属的情感表达。

此外，由于探视时间的隐性要求，使得家属对患者的相关信息知之甚少。有研究表明，家属最关心的是患者是否得到最佳救治、病情的进展情况、治疗效果（梁艳、蒋芝萍、蔡惠芳，2014）。但是 L 重症监护室短暂的探视没法提供更多的信息，除了探视这一途径，家属也没有其他途径可以获得信息，从而带给家属更强的焦虑感和不确定感。

3. 官僚主义照护

官僚主义照护（bureaucratic caregiving）指机械地按照流程进行，不付诸情感，不在乎被照护者的情感、心理及精神需求的照护（凯博文，2017）。官僚主义照护的出现是由于医疗体系中生物医学与人文关怀之间的不平衡。ICU 以救死扶伤为导向，注重生物性身体的治疗，对人文关怀重视不足。对于疾病，医生遵从"确诊—对症下药"的逻辑，关注生物体本身，将患者从社会和家庭环境中抽离出来，使患者成为一个代称、一串数字和症状的身体，将其视为一个需要治疗的客观对象来分析病灶和组织结构，并提出治疗方案（涂炯、亢歌，2018）。但是家属表达的主要是日常生活话语，比如"×××怎样了""×××有没有好一点""×××什么时候出院"这样笼统的日常化的语言。二者的话语差异更增加了家属的质疑。此外，一方面，封闭的后台管理增加了家属对治疗的不信任，而交叉感染的潜在危险使得 ICU 消毒隔离制度十分严格，并限制患者家属的探视，这样就在无形之中使患者家属和护士之间产生了隔阂，患者家属急切盼望见到患者，了解患者的病情，所以不理解限制其探视的必要性。另一方面，ICU 工作十分繁忙琐碎，护士工作量大，频繁倒班，大量的精力需要投放于技术性的护理中，而心理护理尚难兼顾（段海燕，2012），对患者的照护主要为生物医学的照护，是例行公事的机械的照护。家属成了不重要的人，医生与护士只想应付了事，走完探视流程。

（二）ICU 探视困境的医学人文启示

1. 运用高科技手段，减少身体缺席所带来的情感障碍

有研究表明，改善探视沟通模式对于缓解患者家属的焦虑情绪以及降低医患纠纷概率有着明显的作用（张建凤等，2020）。医院可以紧跟时代潮流，运用高科技手段，提高探视设备的更新换代，如使用微信视频探视（马晓荣、张雅文，2017；臧圆、毕立清，2020）以提升对患者及其家属的医学人文关怀。通过高科技的探视设备以及探视模式，能够增加家属与患者之间的联系，减少身体缺席所带来的情感障碍与照护缺失的道德愧疚感。同时，运用新的探视设备和探视模式，有利于优化 ICU 探视流程，

减轻医护人员的探视压力与工作负担，有助于医院感染控制以及提高家属的满意度。

2. 设置灵活的探视制度

有研究表明，做好严格消毒、隔离、时间限制等管理措施而进行陪护探视，是不影响医院感染率以及患者疾病恢复的（Fumagalli et al., 2006）。制定合适的、有弹性的 ICU 探视制度，能够同时满足患者、家属和医护人员的需求。如设置灵活的预约式探视规则，同时鼓励陪床探视，在做好感染防护和限定探视时间的基础上，鼓励面对面探视，鼓励亲朋好友等社会关系网络为患者提供社会支持，提高探视满意度。

3. 普及生命教育，加强医学人文关怀

对于家属，医院需要向其普及相关的感染知识与疾病知识，增强其感染防控意识，增进其对医护人员工作的理解与支持。例如，可以提供介绍 ICU 的文字材料、图片以及视频，向家属普及生命教育。在探视室内，可配备桌椅、家属休息室等相关基础设施，并配备饮水机、电视视频、宣传海报、计算机查询系统等辅助设施，提高家属的自主能力以及对相关疾病的认知。对于医护人员，医院需要加强医学人文教育，提高医护人员的同理心与人文照护意识。做好志愿者团队建设，由专门人员提供家属、患者的心理辅导与服务，减少医护人员的工作压力与职业倦怠感。

参考文献

［1］陈德昌. 危重病医学临床基地 ICU 的起源与发展［J］. 中华危重病急救医学，2013，25（10）.

［2］程瑜，谢操. 从道德体验到关怀照料：医学人文的理论与实践路径［J］. 中国医学伦理学，2017，30（6）.

［3］段海燕. ICU 医患纠纷原因分析及护理干预［J］. 当代护士（下旬刊），2012（11）.

［4］贾琳，陈亭儒，吴洁杏. 限制式探视制度在 ICU 病房管理中的应用［J］. 现代临床护理，2011，10（8）.

［5］梁艳，蒋芝萍，蔡惠芳. ICU 家属探视需求的调查分析与护理对策［J］. 当代护士（下旬刊），2014（7）.

［6］马晓荣，张雅文. 微信视频探视在 ICU 管理中的应用效果研究［J］. 全科护理，2017，15（12）.

［7］石玉兰，廖燕，陈林. ICU 探视制度探讨［J］. 华西医学，2007（4）.

［8］涂炯，亢歌. 医患沟通中的话语反差：基于某医院医患互动的门诊观察［J］. 思想战线，2018，44（3）.

［9］闫雅凤，唐晟. 重症监护病房实行探视制度的效果观察［J］. 护理学报，2007，14（5）.

［10］杨庆峰. 声音与形象：电话体验的哲学分析［J］. 洛阳师范学院学报，2009（4）.

［11］杨立威，李文涛，郑楠. 重症监护室探视制度的研究进展［J］. 中华护理杂志，2014，49（7）.

［12］臧圆，毕立清. 微信视频沟通模式对 ICU 老年患者家属探视焦虑情绪及回访满意度的影响［J］. 实用预防医学，2020（4）.

［13］张建凤，陈建勤，张芳，周剑英，戴珍娟. "云探视"在新型冠状肺炎疫情期间 ICU 探视管理中的应用［J］. 上海护理，2020，20（4）.

［14］周玉意，邵菊琴，张海燕. ICU 护士对开放性探视制度的信念和态度现状调查［J］. 中国护理管理，2016，16

(4).

[15] BERWICK D M, Kotagal M. Restricted visiting hours in ICUs [J]. JAMA, 2004, 292 (6).

[16] DODEK, et al. Translating family satisfaction data into quality improvement [J]. Critcare Med, 2004, 32 (9).

[17] FUMAGALLI, et al. Reduces cardiocirculatory complications with unstricetd visiting policy in an intensive care unit: results from a pilot, randomized trial [J]. Circulation, 2006, 113 (7).

[18] GIANNINI A. Open intensive care units: the case in favour [J]. Minerva Anestesiologica, 2007, 73 (5).

[19] HALL J B, SCHMIDT G A, WOODL D H. Principles of critical care [M]. New York: McGraw Hill, 1992.

[20] LEE, et al. Visiting hours policies in New England intensive care units: strategies for improvement [J]. Crit Care Medicine, 2007, 35 (2).

[21] KLEINMAN A. The art of medicine: caregiving as moral experience [J]. The Lancet, 2012, 380 (9853).

[22] KLEINMAN A. Presence. The Lancet, 2017, 389 (10088).

[23] MAXTON F J. Old habits hard: changing paediatric nurses perceptions of families in ICU [J]. Intensive and Caritcare Care Nursing, 1997, 13 (3).

[24] SCOTT D W, CLARA C P, VICKI L S. Spiritual support for caregivers of dementia patients [J]. Journal of Religion and Health, 1985, 24 (1).

[25] SIMON S K, et al. Curent practice regarding visitation policies

in critial care units ［J］. American Journal of Critical Care, 1997, 6（3）.

［26］ SPREEN A E, SCHUURMANS M J. Visiting policies in the adult intensive care units: A complete survey of Dutch ICUs ［J］. Intensive and Critical Care Nursing, 2011, 27（1）.

"痛苦的约定"

——年轻女性痛经的身体体验与社会隐喻①

许明哲

一、引言：作为社会现象的年轻女性痛经

> 我感觉腹部肿胀，感觉有血块凝结在肚子里排不出来，然后那种痛，是钝痛吧？就是觉得腹部有种神秘力量，我还会腰酸，有时会撑着肚子走路，感觉自己提前体会了怀孕（当然我不知道怀孕是什么感觉），总之是一种很难去形容的感觉，与其他疼痛不太一样。
>
> ——小安，21 岁，学生

对于大多数女性而言，上述这种感觉可能并不陌生。

从初潮到绝经，月经和伴随而来的不适或疼痛贯穿了女性个体几十年的生命历程。月经带来了诸如小腹疼痛、腰痛、腰酸等种种不适的症状，对于个体而言，这种不适与经血一样，每个月按时到访，构成了关于月经的身体体验。月经的身体体验带来的

---

① 本文由作者在山东大学人类系本科就读期间的毕业论文修改而成；为保护受访者隐私，文中提到的均为化名。

不仅仅是身体的感觉，不适感进一步对个体的日常生活带来了影响。

在关于月经的种种身体体验之中，剧烈的疼痛感觉，也就是日常所说的"痛经"，往往给个体留下最为深刻的印象。而疼痛也不可避免地给个体生活带来了巨大的影响。同时，痛经的身体也给女性自己以重新观察身体和审视自身生活的机会。通过个人的私密体验、对自己生活的回顾反思、与女性长辈的代际互动、同辈群体的交往、媒体呈现等种种社会活动，女性个体为解释这种疼痛以及控制这种疼痛带给自己的日常生活的影响，形成了极具个体化色彩的话语解释和应对策略，从中可以看出女性如何在疼痛中塑造自身形象、掌控自己的生活。

后现代以来，人类学开始聚焦于人们的身体体验与社会文化之间的关系，作为客观存在的人的身体及其独特的体验既有生理性的特点，同时也在接受社会文化的塑造，并内化为自身的经验，进而进行着社会化的表达。其中，个体的病痛体验成为一个探究社会与个体互动的重要话题。

因此，本研究从年轻女性月经期间的疼痛体验出发，探究当代女性如何对自己的身体进行解释和控制，以及是什么影响了她们的解释和控制策略。

本研究主要采取田野调查的研究方法，采用半结构式访谈，以文本分析的研究方法加以辅助。同时，在微博等网络平台收集部分女性关于自己痛经经历的分享，作为访谈资料的补充和辅助。

调查对象主要为年轻女性，年龄在 18～25 岁之间，她们关于痛经的身体体验和这背后的社会隐喻，折射了现代中国正在发生的关于女性和女性身体观念的转变。同时，笔者也访谈了 5 位男性作为研究视角的补充。

二、文献综述与分析框架

(一) 月经的社会意义

宗教人类学对于月经的研究有很深的渊源，最早可以追随至古典进化论时期。这一时期的人类学家记述了初民社会中关于月经的恐惧心态和种种禁忌以及仪式行为，认为在初民社会中普遍存在着月经禁忌并试图解释这一禁忌是如何形成的。弗雷泽在其巨著《金枝》中就对初民社会中的月经禁忌现象进行了分析，认为月经是"危险而神圣"的，初民社会成员往往对其表现出极端的恐惧（李金莲、朱和双，2012）。

随后，关于月经禁忌的跨文化比较研究认为月经禁忌是由文化建构的。月经禁忌和"污秽"的概念是男性作为社会建构的主体对女性力量畏惧和打压的结果，月经禁忌限制了女性的行为并将她们孤立起来。

象征主义的代表人物玛丽·道格拉斯则将月经禁忌现象与社会中存在的分隔体系联系起来。通过对两个不同社会的比较研究，指出"月经是污秽的"这一观念是该社会中存在的两性分类和秩序分类的结果。

关于中国传统社会的月经现象的研究主要集中在月经现象的禁忌是如何与重视家族与繁衍的社会观念和社会结构联系起来，并共同形塑"月经污秽"的印象的。美国人类学家马丁（Emily Martin）指出汉人妇女被认为可以同时控制生和死，而经血的力量同时意味着安全与危险，因此经血的威力实际上是对妇女的社会角色的一种反应或表现（李金莲、朱和双，2012）。

随着女性的觉醒和女性主义的流行，关于女性月经的个体经验与社会权力的研究开始出现。传统中医对月经的叙述影响了具体的诊断，月经在女性的医疗身体上具有隐喻性质，暗示着诊断中患者体内无法知晓的异常情况（李金莲、朱和双，2012）；女性的身体从生物的组织成为权力和社会塑造的产品，依托于中医医疗话语的"规训权力"实现了对于身体的改造和控制（胡桂香，2008）。而关于月经的社会话语都在一定程度上造成了对月经和女性的"污名化"。但处于层层权力关系建构中的弱势地位的女性自身仍旧可以通过补救行为积极地重塑自身地位（Furth C. and Ch'en Shu-yueh，1992）。女性对于自身月经经验的叙述，能够减少自己身体的被异化感（马丁，1987）。

历时性研究也指出，在医疗卫生知识进入女性私人世界的过程中，使月经从隐晦、禁忌的私人领域进入公共视野，并将男性纳入其中（王秀云，2016）。由此，关于男性视角下月经文化的研究也逐渐产生。有学者指出，由于男性在月经事项的回避角色，其通过完全不同的途径获得月经知识，形成了片段性的月经知识图像，由此在应对月经的策略中呈现支持与污名化共存的态度与行为（张天韵，2003；张乐乐，2018）。

（二）痛经的社会意义

中国对于痛经的研究较少。其中，台湾学者对于痛经的强度、行为禁忌以及应对策略进行了部分描述性研究（张玉玉，1995；张玉婷，2012；张珣，2007）。

痛经在给女性带来身体上的不适的同时，对于女性的社会生活也产生了影响。媒体或性教育对于痛经的不当陈述（常常是夸大疼痛程度），使得女性在面对痛经时对自己的感受进行否定或怀疑自身（张钰，1995），进而对自己的女性身份产生负面认知（Usher，1989）；更进一步，使得男性有了讥讽女性的理由（Weideger，1977），甚至成为部分工作拒绝女性的借口（张钰，1995）。

面对痛经，个体会寻求医生的帮助，而在现代医学专科化、机械化（林义淳，2011）的趋势下，过度医疗化的痛经也给女性的社会处境带来了挑战。在西方生物医学知识的性别权力下，月经被赋予了生育失败、组织坏死的负面意义（马丁，1987），由此，女性经验被医学的话语所压制，强化了医疗知识中的男性中心主义（史文妃，2015），同时，中国台湾地区学者张菊惠（1998）从女性主义的角度指出月经的医疗化是父权操纵女性的重要手段之一。

痛经也反映出了社会对于女性的要求和期待。马丁（1987）指出"经前综合征"是男权对女子的规训，即作为"好妻子"的女人应该保持情绪的平和。路易斯·兰德（Louise Lander，1988）则追溯了公共话语中月经的历史，指出对月经正面和负面的建构与社会对女性劳动力的需要与否密切相关。

面对痛经对于女性的负面刻板印象的塑造，有学者采取了积极的干预行动与研究，试图破解女性关于月经与痛经的困惑，翻转医疗化的观点，并帮助积极构建女性间的互助网络，从社会关系的角度对痛经给予关注（张菊惠，2002）。

通过对以上文献的梳理，可以发现对于痛经的研究主要从两条路径出发：群体的描述性研究与知识权力下的性别研究。而对于月经的研究则发展出了更多的视角：宗教人类学关于月经禁忌的研究、女性主义对于个体经验与社会权力互动的研究、男性文化中的月经等。上述这些视角中关于月经的疼痛体验研究或浅尝辄止，或作为整体月经文化中的一部分一带而过，缺少对于这种疼痛体验的关注，本次研究则将研究视角聚焦于月经的疼痛体验，从而为人类学关于月经文化的研究增添资料与研究路径。

（三）人类学视角下的身体研究

人类学认为身体不仅具有生物学意义，同时具有社会性。因此，身体研究将身体的生物属性与文化属性结合在一起。在许多民族的文化中都有将身体赋予象征意义的习俗，例如，精液、骨头为男性象征，大地、经血则为女性的象征（麻国庆，2010），如赫尔兹（2011）在《死亡与右手》中提到许多民族观念中右手优越于左手的文化建构。同时，身体的象征进一步与亲属关系、宗教信仰、政治、军队等相互联系，呈现出不同文化与社会的特点（麻国庆，2010）。

身体的社会性也使其成为社会力量控制的对象，即身体政治（body politics）：身体在被动承受社会力量的同时，也成为表达社会结构和文化的隐喻的主体（麻国庆，2010）。

在民族志的研究和表述中，十分强调身体的"在场"，即个体对于世界的认识基于其 being in the world：只有基于身体这个基本的工具，个体才能与其所在的世界进行互动，并进一步实现对世界的理解。因此人类学的研究强调对于个体内在感知的研究，关注其具体经验，由此了解外部的文化和社会力量如何影响个人对于自我身体的构建，进而又是如何影响其日常生活的（和少英、姚伟，2020）。通过对身体感受和记忆的表述，人们可以实现对于自身文化和所处社会的重新建构与思考，并反映出其与更大的群体或社会环境之间的关系（和少英、姚伟，2020）。

身体再现（represent）社会，而印在身体上的社会性的内容会因为个体的特殊性被赋予新的意味，产生新的社会意味和社会效力。

在具身性的体验中，关于病痛的感受尤为重要。疾病与痛苦本身具有文化和社会建构的意义。凯博文（2008）指出，与疾病不同，病痛是个体自身感受到的症状与对症状的定义，以及如何与他人交流、解释症状和如何应对痛苦；这些行为是在与他人的互动中进行的，并且与个体的人际互动网络相互影响。而文化的规范引导着这种互动。因此病痛是一种共享的、公开的、显而易见的含义，与其所处的文化密切相关。个体的疼痛并不仅仅是生物性的体验，更有深刻的文化含义。病痛在使个体感到不适的同时，也具有一定的功能：使得个人原本不被允许的行为获得合法性，或是获得额外的关心与体谅。

而在《疾病的隐喻》一书中，苏珊·桑塔格指出疾病的隐喻意义将身体的异常转换成具有道德和政治意义的文化现象，而这种隐喻多是消极的、带有惩罚性的，因此这构成了患者被污名化的基础。而疾病的隐喻进一步塑造了人们对于疾病的体验（李婉君、向振东，2013）。

因此，月经作为发生在女性身体上的一种生理现象，不仅仅具有生物性的特征，同时具有一定的社会意义，并被社会文化所塑造和影响；而月经进一步带来的痛经作为一种病痛体验，也在个体的身上展演出社会文化的力量。

三、年轻女性的痛经经历

（一）关于痛经的解释

"为什么我会痛经？"在我访谈之前，很多访谈对象自己已经对这个问题有了很长时间的思索。当受访者思考并试图回答这一问题的时候，她们给出了不尽相同但有部分重合的回答。我把她们的回答分成以下几个因素：年龄、生活习惯、情绪和压力、个人体质。下面我将从这几个方面分别陈述她们的解释策略，以及她们是如何将经痛体验与她们自己的身体和生活联系在一起，进而合理化自己的痛经的。

鉴于月经的医学化建构已经深入个体的日常生活，在陈述个人的解释策略之前，有必要先对痛经的医学解释进行呈现。

现代西医将痛经区分为病理性痛经与原发性痛经，其中，因为生殖系统的异常病变所导致的痛经多需要医学的治疗，而本次研究主要聚焦于生物医学所定义的原发性痛经。现代医学认为原发性痛经的发病机制主要由机械因素和内分泌因素所引起。前者是因为"子宫颈管狭窄或子宫极度前屈或后屈，导致经血流出受阻，造成痛经，用二氧化碳通气法进行研究，结果显示痛经患者子宫峡部的张力高于正常妇女"（曹云霞，2001）；后者则是由于前列腺素、加压素、催产素的分泌异常引起。此外，痛经还与神经与神经递质的异常、精神因素、抽烟喝酒等不良生活习惯以及遗传因素有关（曹云霞，2001）。

中医对于痛经的解释则更多地强调气血问题："（痛经）指每在月经期或行经前后，出现小腹及腰部疼痛，甚则剧痛难忍的症候。多因气滞、血瘀、寒湿凝滞、气血虚弱或肝肾亏损引起。治宜疏肝理气、活血化瘀、补气养血止痛。"（高希言、饶洪，2004）《黄帝内经·素问·举痛论》所述"经脉流行不止、环周不休，寒气入经而稽迟……客于脉中则气不通，故卒然而痛"，"通则不痛，痛则不通"即是对疼痛病理机制的说明（秦末萌、秦英、杨君，2019）。

1. 年龄

在个体的解释策略中，年龄出现的频次最高，大多数女性受访者都表示自己是在进入大学之后才开始痛经的：

> 我之前不会痛经，可能是年龄大了吧，进入大学之后就开始疼了……以前小的时候无论干什么都不疼，吃冷饮啊什么的都不会顾及，但现在就不行了，动不动就会疼。
>
> ——石头，21 岁

> 我初中和高中的时候没有体会过痛经，只不过是听别的女生提过来例假时会很痛。所以我借着痛经在体育课上请假。但是我在那段时间并没有体会过真正的痛经，当听说有的女生因为痛经无法上学时，我还是无法理解，甚至有的时候觉得她们有点矫情……然后报应就来了，上大学之后，我开始痛经了……一开始是能够忍受的，后来直到有一次我半夜疼醒了，去吃了止痛药才睡着，我就意识到痛经有多么痛苦……
>
> ——小安，23 岁

值得注意的是，所有使用年龄进行痛经解释的访谈对象都没

有将年龄作为单独解释其痛经的原因，而是因为年龄使她们的
"抵抗能力"下降了，在"年轻时"不会引起痛经的因素，在
"年龄变大、抵抗力下降"的情况下就会引起痛经。就如石头所
言，她认为痛经的直接原因是吃冷饮的饮食习惯，但是年轻的时
候这种习惯带来的消极影响被强健的身体"消除"了，而在年
龄大了之后，身体无法抵抗吃冷饮带来的消极影响，于是痛经接
踵而来。

着眼于整个生命历程，20多岁的年龄尚且处于发展的黄金
时代，但对于随年龄增长而衰老、身体机能下降的担忧从此时就
已经开始了。

2. 生命事件与生活习惯

对于痛经的追因，第二个被频繁提及的原因就是生命事件与
生活习惯。

边边在回答自己为何会痛经时，认为最主要的原因是自己之
前因为其他疾病的就医和治疗经历："就是大学（开始痛经）。
我感觉可能跟我之前（大约在痛经开始一年前因为血小板过低而
服药）生病吃那个激素有关。嗯，我以前从来不痛经，但是后来
就可能喝了那些中药以后吧，就会有一种紊乱，就会有那种（痛
经的）感觉。"在我追问她有没有去咨询医生或者查资料来确认
是不是之前服用的药物引发痛经的时候，边边给出了否定的回
答。但是她又强调了一遍："就是因为吃那个药的关系，因为我
能感觉出来。"

相比于边边一年多的时间跨度，球球则认为痛经与自己短期
内的生活习惯有关："如果我来姨妈前几天生活不规律，来姨妈
就会比较痛。就比如如果我前一周熬夜写论文，或者作息不规
律、乱吃东西、剧烈运动就会痛。"同时，球球也将这当作身体

179

释放给自己的信号，认为自己应该"对自己好一点，尽量让自己舒服"，从而调整自己的作息、饮食等生活习惯。

球球对于短期生活习惯不好的归因具有很强的代表性，因为其中包含众多具体行为：熬夜、吃冷饮、剧烈运动。而这些小的行为引起痛经是被很多受访者提及的，尽管她们的解释可能只包含其中一两个因素。但对于吃冷的食物、剧烈运动会引起痛经，受访者们在互不相识的情况下达成了强烈的共识。

3．情绪与压力

在郑当红的解释中，痛经与巨大的压力和情绪的崩溃往往同时来临。情绪与压力引起的痛经常常与生活习惯一起出现，因为压力引发了生活的不规律进一步导致了情绪的崩溃。

> 因为有段时间，刚好是期末，应该是大二的时候。有很多论文要写，同时我还在准备雅思，还要参加辩论，那段时间压力特别大，然后每天熬夜写论文写到凌晨两三点，就感觉自己情绪很不好，然后那次来姨妈就特别痛。
>
> ——郑当红，22 岁

在压力因素中，学业的压力被反复提及。当然这与我选取的访谈对象身份大多是学生密切相关。

4．个人体质

在访谈中，有一位受访者（小涵）将痛经归于个人体质的原因。这位受访者与大多数进入大学后才开始痛经的受访者不同，她从初潮时就开始痛经。她表示，日常十分注意自己的饮食习惯和作息习惯，但是痛经一直都在，这使得她无法将痛经的原因归于年龄、生活习惯或情绪压力，最后所剩的唯一一个她能想到的原因就是个人体质。

此外，小涵还表示："我妈妈也痛经，可能跟遗传有关吧。"这进一步支持她将痛经的原因归于一种可以遗传的"不幸"的个人体质。

（二）痛经对生活的影响

疼痛带给人的感觉总是不那么愉悦的，痛经当然如此。但是痛经作为一种被社会承认的、合法化的疼痛，也给痛经的女性带来了"方便"。因此，这一部分将从困扰与便利两个方面展开，论述痛经这一独特的身体体验带给女性生活的诸多影响。

1. "痛经是一场灾难"——痛经带给生活的困扰

痛经带给生活的困扰主要来源于疼痛的身体对日常生活的干扰。这种干扰既存在于工作学习中，也存在于人际交往中，尤其是与男性、亲密关系的他人的交往中。

认为痛经对于工作学习存在较大干扰的主要是痛经症状较为严重的受访者，她们表示痛经使她们没有精力和体力去做其他的事情，如果"任务"没有那么紧急就会选择先"休息一下"：

> 因为我是月经整个时间里都会比较烦躁。但是因为月经疼的时候实在太疼了，就没力气。就有一种心如死水的感觉，就是什么都不想干。我就是有事情需要做也没办法，反正就是有一种很虚弱的感觉，也没有力气动。整个人就处于经常放空的状态。
>
> ——阿杨，23 岁

181

对于痛经没有那么严重的受访者而言，痛经会对她们的工作带来一定的影响，但她们也会坚持完成自己的工作，并在忙于工作的过程中转移对于疼痛的关注，从而在一定程度上缓解了痛经的不适感觉：

> 如果是上班的话，那就没办法了，就必须得忍住。忙起来的时候就没有那么疼了。比如说我有一次也是（来月经的）第一天嘛，然后那天早晨（痛经）就来了，我就去上班，特别忙。当班主任嘛，就各种跑啊，然后各种做表，就整天来回地转。但是那天真的没怎么疼，可能就是有疼，但是你已经忘了这种疼痛，太忙了，就没空顾它了。
>
> ——边边，24 岁

除了工作之外，痛经也给女性的活动安排造成了影响。在与天线的交谈中，他提到了目睹自己姐姐因为痛经被迫改变活动安排的经历：

> 有一次是我和我姐去潜水。然后当时她也痛经了。然后当时还憧憬了很久，她本来自己很想去潜水玩的。但是当时她已经在船上了，船已经开到海中间了。嗯，然后她只能看着我们其他人在玩。一个人坐在船上，这还挺惨的。
>
> ——天线，21 岁

痛经不仅给旅游带来不好的体验，同时也会对重要的考试、面试带来影响。多位受访者表示，当她们有一场比较重要的考试或面试（如高考、工作面试等）时，都会因担心痛经的潜在影响而提前计算日期，并想办法预防痛经的到来。

同时，痛经也会对女性个体与男友、亲人的交往产生影响。这种影响在有的个体身上表现为对亲密接触的渴望，如不易提到在痛经时她会特别想和男友拥抱，球球提到她会希望男友帮她揉揉肚子；在有些个体身上也表现为在与男友、亲人交往中的"不耐烦"。

值得注意的是，人际交往中由于痛经而产生的"不耐烦"往往会得到他人的理解与支持，坏脾气会因为痛经而得到包容。而这恰恰也是痛经给女性个体带来的便利。

2. "痛经是一个机会"——痛经带给生活的便利

不同于上一代女性将月经话题局限于私密领域，不愿在日常生活和公共性的谈话中讨论月经以及痛经话题，新时代的年轻女性会更加积极地在日常生活中谈及和讨论月经及痛经，并且将其作为一种可以给其生活带来便利的策略加以使用。

相比于痛经对于生活的困扰，痛经带给女性的生活便利其实不太容易被发现，多数受访者在访谈较为深入的后期才隐晦地表达出痛经带给她们的便利之处。

最为常见的便利之处是痛经可以作为一个合理且正当的理由帮助她们回避不愿去做的事情。其中，几乎所有受访者都表示她们曾经利用痛经的理由去逃避体育课上自己不愿参与的运动，如800米跑步的测试：

> 有的时候就是比如说跑操啊之类的，觉得真的不想跑。那干脆就说自己痛经，我就会跟老师说我今天来例假，不能跑步。

——郑当红，22 岁

而在与男性受访者的交谈中，他们也提到自己注意到了这种行为，他们认为确实有女生真的很痛、不能跑步，但也隐隐有些"羡慕她们能有这样的理由"。

除了不愿参与的公共活动之外，痛经也是女性拒绝某些私人活动的理由。

> 就比如有时候有饭局啊什么的，我不太想去，但是不好直接说，找其他理由也会有人说"啊那你吃点药好了"，所以我一般就会说我痛经，他们也没什么办法，就说知道了，让我好好休息，然后我就可以不去了。
>
> ——边边，24 岁

由此，借助痛经这个理由，女性在自己的社会互动和社会生活中可以灵活地逃避不愿去做的事情，同时也避免了社会、他人对于女性个体逃避行为的责难。

除此之外，身体的疼痛体验也使得女性发泄自己的不满或索取更多关心的行为得到了认可和满足。

> 我会跟我妈讲，别让我多干活，也别来烦我。这个期间我会很阴晴不定，所以尽量别来烦我。这时候特别烦，特别想没事找事：可能一点就炸，可能平时的时候就会没啥事，但这个时候本来就很烦，再遇上乱七八糟的琐事，就特别想发火。我妈也能理解，就不会放在心上。
>
> ——阿册，23 岁

同时，男性受访者也表示他们在自己的妈妈或者女友痛经期间会多体谅她们，"就多听她的话，别惹她生气，她想吃什么就赶紧去给她买，毕竟她很难受嘛，我得多体谅一点"（阿直，22 岁）。

凯博文（2008）曾指出被社会承认的合法化的病痛能够带给个人好处，帮助个人改变其生活处境，获得人际网络中他人的支持和理解。痛经在这里起到了与凯博文口中合法化的病痛同样的作用。通过这一被社会广泛认同和理解的疼痛体验，女性获得了人际网络中他者的理解与支持，同时，女性自身也在积极运用这种策略，使"自己生活得更为舒服一点"（石头，21 岁）。

女性个体在运用这一策略时，实际上处于有意识和无意识共存的状态。在其逃避不愿参加的活动时，是在有意识地积极运用这种策略达成自己的目的；但她们在月经期间发泄自己的不良情绪，对他人提出安慰和理解的需求时，实际上并没有意识到自己是在运用痛经这一手段来为自己争取便利，但她们在忍受疼痛时无意识地获得了在平时无法得到的额外的理解与支持。

但运用痛经来获得便利的策略并非总是奏效的，受访者们同时提到她们以痛经作为理由来表达诉求时偶尔也会遭到拒绝。

（三）缓解痛经的应对策略选择

疼痛总是被希望得到有效缓解。面对痛经，如何有效地缓解疼痛的体验、让自己的身体"回归正常"，是每一个女性个体所面对和试图解决的重要问题。在梳理不同访谈对象缓解痛经的方法时，我将其归纳为三大类别，每个类别中都包含更多具体的方法。这三个类别分别是日常生活的经验应对、西医镇痛、中医调理与根治。

1. 日常生活的经验应对

这一类别中的方法是被提及次数最多的。这些方法主要的获取途径是来自于对女性长辈（大多是妈妈）的观察、与她们日常相处以及女性长辈的教导。具体的方法包括：喝热水及热的饮品，如热红糖水、热姜水、热红糖姜水、热黑糖水等；保温、热敷措施，如多穿一点衣服、不碰冷水、抱暖水袋暖腹、贴暖宝宝等；注意饮食，如少吃生冷海鲜、忌冷水冷饮、忌辣、忌咖啡和茶、忌巧克力；约束行为，如忌剧烈运动，尤其是腹部以下的运动。

喝热水及热的诸多饮品是女性个体在面对痛经时的首选，访谈者几乎都认为热水是必备的，其他的红糖、黑糖只是为了给热水增添风味，而姜或许有用。但对于喝热水管用与否及其如何发生作用，个体的回答有很大的差异性。边边认为热水可能只是安慰剂，让自己心里舒服一点，但究竟管不管用她不确定；不等则认为热水让自己的整个身体处在一种热热的状态之中，因为身体是一个整体，整体舒服了，那么痛经自然也就缓解了。

热敷和抱热水袋等诸多方法发挥作用的原理在个体的解释中与喝热水相似。球球认为热敷和抱热水袋让身体整体处于温暖舒适的环境，自己整个人舒服了，那痛经就缓解了；小安则认为热敷带来的热感转移了对于疼痛的感知，只感觉腹部很烫，就感觉不到痛了。

注意饮食则是喝热水和热敷相对应的另一面。既然要让身体处于一种温暖的、热的环境中，那么在增加热的来源的同时也要减少冷的来源，因此冷的食物和属性寒、被认为冷的食物就被禁止了。

这三种缓解痛经的方法其实表达了同一种观点，即认为痛经的身体处于热的环境之中就会得到缓解，这对应了中医理论认为痛经源于身体过寒的观点。通过热来缓解寒引起的不适。当然也有受访者认为"热"发挥作用是因为对热的感受转移了对于疼的感受的关注，这一观点表现出了精神性和心理学的解释倾向。

此外，约束行为，尤其是减少运动，一则是因为疼痛的身体本身就难以运动，另外还因为个体认为运动会使血液加速流动，而加速流动的血液会让子宫内的活动加剧，从而加重痛经。在这一观点中不难看出现代生物医学的解释痕迹。

2. 西医镇痛

这一类别的方法更加简答粗暴——服用止痛药。通过止痛药来避免感受到疼痛。

这一方法主要是通过个体在自媒体平台上看到的科普文章或与亲密女性朋友的交流中获得的。而是否采用这一方法，不同于对日常经验应对的普遍赞同，而是呈现出极大的个体差异。

在访谈中，有些受访者呈现出对这种方法的欢迎和接受，她们认为原发性痛经是由月经产生过程中的正常活动引发的，而止痛药可以有效止痛，并且不会有上瘾等副作用，何乐而不为呢？但与之相对，也有受访者对止痛药持观望和怀疑的态度，她们怀疑可能存在副作用，因此认为最好还是不要吃，"忍忍就好了"。

3. 中医调理与根治

采取这一方法的受访者并不多，大概是因为我所访问的大部分受访者痛经的程度尚在其可以忍受的范围之内，只有一位痛经十分严重的受访者表示自己去看了中医。

在我问及为何选择去看中医的时候，她首先表示自己的痛经十分严重且持续了很长的时间，已经到了无法忍受的地步，必须要去治疗了。随后，她讲述了自己首先求助于现代医学治疗的经验，并且表达了对这段经验的较差体验：

> 我之前看过西医，我一共看过两次。一次是，那个时候我在家里，大概大一或大二，（就医过程）非常快，然后去做个 B 超。然后（医生）就看了 B 超一眼，然后说："哦，没问题，你的身体没问题，回去等着吧，过两天就好了。"然后他就让我走了，因为我的身体指标是正常的。然后第二次我是在校医院看的，也是要做 B 超，做 B 超比较慢，憋尿憋了大概一个上午，可能会很长时间。我看完之后飞快地结束了，（医生说）"没事了，你这个（身体）什么都没事，各方面都没事，回去吧"。然后他说："要是还疼，我给你开点那种止痛片什么的。"嗯，就这种（治疗方法）我觉得它不是一种治愈的方法，对我的身体没有任何的好处。
>
> ——小涵，22 岁

因为西医就诊的不愉快经历，小涵觉得西医可能不会有太大的帮助，无法帮她彻底缓解痛经的痛苦。因此在痛经再次频繁来临并逐渐加剧的半年前，因为成功保研而有了较充足时间的小涵决定回家接受中医调理。

而在中医就医过程中，随着医生开具药物、定时的会诊和医生对其生活和感受的详细询问，要求其每天记录自己体温和身体变化的医嘱，等等，让小涵感觉到自己的痛经问题得到了医生的重视并且在接受医学的有效调养和干预。

在接受访谈的时候，小涵已经到了中医治疗期的尾端，她表示经过长达半年时间的治疗，她的身体变得更好了，也不再担心痛经可能带来的对其生育能力和身体的损伤。

我感觉现在已经好多了。我感觉中医在治疗这种问题上还是有效的，就是能根除你的问题，而不是像西医一样只是暂时地让你不痛了，而问题还在那里没有得到解决。

小涵如此评价她的两种不同的就医经历。

小涵的经历实际上是中西医两种医学话语和医学体系在中国共存的局面的缩影，而她的经历也说明了为什么西方现代生物医学在近代以来逐渐占据主流地位之后，中医仍旧能够在中国长久延续甚至在部分个体的求医过程中成为优于西方现代生物医学的选择。

四、痛经——被社会塑造的疼痛

在这一部分，我将结合理论与关于痛经的种种现象进行进一步地分析与探讨，剖析在痛经这种个体身体体验背后，女性关于自己身体的认知与操作、痛经的社会隐喻；同时将女性在缓解痛经的求医过程中的经历作为一个片段、一个角度的侧写，进一步分析个体是如何在不同医疗体系中作出就医选择的。

（一）回看身体与解释身体

我们通过身体活动、工作、学习、恋爱、享用美食美景，身体是我们触碰世界的媒介，叔本华认为身体是我们每个人对世界产生知觉的出发点。我们对世界的一切认知和知觉都从我们的身体出发（叔本华，2009）。身体存在于经验之中，拥有身体就意味可以被体现（embodied），因此，存在成为经验的体现（experienced-embodiment）（透纳，2010），换言之，我们只有通过身体才能到达世界。

但是我们又常常忽略身体的"在场"。只有当病痛以一种扭曲的姿态强加于我们的生活体验之中，才会使我们的生活世界开始崩溃。只有如此，我们的意识才会从外在的生活世界重新进入我们的身体，继而重新观察与打量自己的身体（林义淳，2011）。

痛经就是这样一种病痛，它以一种疼痛的体验使得忙于生活的个体重新关注自己，并试图解释自己的身体为何会如此。

"我的身体为何会疼痛？"在回答这一问题的时候，个体实际上是在思考自己的身体处于哪些危机之中。疼痛是危机的前兆，何为危机则是一种社会文化的建构。在回答这一问题的时候，个体实际上是在表达何为正常、何为异常。并且在对痛经的解释中隐含了她们对于自己身体、生活的理解以及她们对于治疗的期待。

过大的压力、不健康的饮食习惯、混乱的作息等生活习惯被认为是异常的，这种异常或许是个体不得不去做的，或许是有意无意忽略的。但当身体产生疼痛体验的时候，这种异常被个体察觉到，并试图通过将异常修正为正常的方式来缓解自己的疼痛。

异常的根源在于过快的现代生活节奏，个体是一刻不敢停歇的机器，而使运转过快的机器回复正常的方式就是按下暂停键，因此在痛经缓解的策略中，休息被反复提及。

除了对于身体的重新关注，个体对于痛经的积极解释也显示出了她们对于掌握自己身体的欲望。对身体的解释不仅是控制身体的行动，还是对于身体状态的解释的话语权。因此可以看到，除了痛经非常严重的个体主动求医之外，大多数个体都通过对于自己日常生活的反思给出关于自己身体的答案。借用语言和言语的概念，虽然组织这套答案的词汇和语法由社会和文化所建构，但个体仍在积极地根据自身经验组织言语，解释自己。

（二）痛经的社会隐喻

正如上一部分所提到的，对于痛经原因的解释存在有社会和文化所建构的词汇和语法，那么这套词汇和语法又是如何被建构的呢？我认为建构它的有两种力量——社会隐喻与医学话语。这两种因素并不相互独立，也不界限分明，它们实际上是相互交互且影响的。接下来，我将分别对这两部分展开分析论述。

痛经的社会隐喻可以从痛经带给个体的困扰和便利中探视。

首先，痛经被认可为一种具有社会合法性的疼痛。凯博文认为一种疾病一旦被社会合法化，那它就会使个体处于一种病人的社会位置，处于这一结构位置的个体可以从其原本的责任中解脱出来，过一段时间后，得到休息的个体再与国家、社会、人际网络中的他人重新商讨确立自己的责任（凯博文，2008）。同时，疼痛使个体具有了控制其子女、配偶、父母的权力和表达愤怒的权力（凯博文，2008）。

凯博文的研究针对慢性疼痛展开，但在研究中不难发现，痛经的疼痛也发挥着同样的作用，成为个体为了"生活得更为舒适"而使用的工具。

那么痛经的合法化是如何确立的呢？我认为这是诸多因素综合作用的结果。从国家的角度而言，生理卫生知识进入教育领域，在一定程度上使得关于月经的讨论可以摆脱隐晦、私密的特点；从社会的角度而言，女性主义的崛起和女性自身话语权的增强，使得女性的经痛得以公开地表达和讲述，尤其是自媒体的兴起，为女性个体发声提供了诸多途径；从个体的角度而言，女性自身就在体验经痛，而男性在其成长过程，尤其是初高中的学校生活中，大量目睹了处于经痛期的女生的痛苦（当然部分完全不痛经的女生也是如此），这使得个体建构起了关于女性经痛是痛苦的表现的印象和记忆，此后在与其他个体的交往中，这种记忆使其能够理解经期的疼痛。

由此，关于经痛的痛苦印象被建构起来，并取得了合法性的地位。

其次，除了身体的疼痛，经痛含有更多的社会意义，如心情的烦躁、隐含的疾病、寒性体质等。

关于心情的烦躁，西方现代生物医学将其归于这一时期女性内分泌的特殊情况，但社会对于普遍心情烦躁的意义建构绝不是简单的内分泌可以解释的。

正如前文提到的痛经为女性提供了合法发泄不满的权力，因此在日常生活中，因为社会角色的限制而无法抒发的负面情绪在这一特殊时期得到了合理宣泄的途径。而这一宣泄通常表现为情绪的波动、易怒和烦躁，这就是关于女性经期情绪化的刻板印象的来源之一。当然，正如其他学者所研究的，男权视角下对于女性温婉、柔和、情绪平和的期待和印象也发挥了重要作用（马丁，1987）。

关于情绪烦躁这一刻板印象不仅给作为整体的女性带来了情绪化、非理性的消极刻板印象，更造成了作为个体的女性在与他人互动中的无力局面。一名女性被访者是这么形容的：

> 有时候我是因为真的被触犯到自己的原则而生气，但有些男生就会说："你是不是生理期啦？理解理解。"这种时候我就会感觉很无力、很颓。

（三）不同医疗体系的共存与个体选择

1. 依赖于地方性知识的日常经验应对

在关于如何解释痛经以及受此影响的应对策略的选择方面，同时存在着多种医疗体系共存的局面，而个体通过自身的体验与感受，在各种复杂因素的影响下进行着自主的选择。

上文提到的生活的经验应对中，关于热的追求更多地建立在中医的理论之上。中医认为人体应该是阴阳平衡的，不当的生活习惯会造成女子的体质偏寒，由此气血不通、经脉堵塞，造成痛经，因此为了治疗痛经必须驱寒，使身体热起来。而西方医学的理论则如前文所述，更多地对内分泌、神经机制进行解释。

个体在面对"可以忍受的痛经"时，更多会选择使用中医的知识、理论进行解释，并采取相应的措施。这与关于"痛经"问题独特的地方性知识有关。

首先从疾病观的角度来说。痛经虽痛，但除了极为严重的患者（如小涵）之外，鲜少有人将它当作一种疾病看待，更多地将其视为身体的暂时不适，因此面对这种不适时，个体更倾向于向日常生活经验寻求帮助而非专业的医生。加之月经的疼痛历程往往以片段的方式贯穿于个体长达几十年的生命历程，因此生活经验的地位变得更加重要。

其次，中医与中国传统文化密切相关，使得中医的痛经知识依靠家庭习得、亲属知识权威成为趋同的认识与经验。亲人间口传身授的生活经历和文化知识会使得不同代际的家庭成员目睹共同的实践，由此形成相似或相同的文化认知（孙薇薇、董凯悦，2018）。宫寒、喝热水、女孩子要保暖等观念自女性个体幼年时起，就在与女性长辈的相处中有意或无意地习得，因此在她们长大后面临痛经问题时，第一步就是采取这些早已熟知的策略。

而西方现代生物医学中的止痛药的概念则是在近 10 年间随着自媒体技术发展以及医学知识向公众大规模普及才逐渐被大部分个体所知悉。

2．医生的缺席与在场：不同的就诊体验

如果说在并不十分严重的痛经体验中，中医因其已经成为代际相传的地方性知识成为个体在日常应对中的优先选择，那么在极为严重的主动求医的治疗痛经经历中，个体在两种不同的诊疗模式中的亲身体验就变得尤为重要。

借助小涵的经历不难发现，西方现代生物医学的诊疗过程极为简单、迅速，通过迅速定位器官——生殖器官，确定检查途径——B 超、验血，然后将个体的检查结果与西方现代生物医学中定义的正常相比较，确定患者的问题所在。在小涵的案例中，这样的诊疗模式得出了正常的结论，但这与她自身的疼痛体验完全不一致，而医生只看监测结果却不对其进行详细病症询问的快速诊疗过程，使她感到自己的病痛没有得到正视，自然也就很难信服。

在就医过程中，个体没有感受到医生的在场，其难以忍受的疼痛体验被理化指标轻易地否定，这不仅没有解决她身体上的疼痛，反而带给个体心理上的失望与不解——为什么身体明明正在遭受疼痛却被认为是无虞的？

而这背后则是西方现代生物医学与中国女性健康观的不一致。西方现代生物医学对于健康的定义建立在正常与异常的生物标准之上，采取了一种规范的姿态（Foucault Michel，2011）。而正常与异常的指标在于生物性的身体的变化，在这其中，个体的

不适感受被认为是变化的体现，而非疾病本身。因此，面对非器质性病变的痛经，西方现代生物医学并不将其认定为一种疾病，当然，正在经历这种疼痛的个体也无法得到病人应有的对待。而与之相对，女性个体在判定自己是否健康时，其标准在于身体的活力与感受，痛经带来的无力、疼痛对她们而言就是一种亟待解决的疾病。同时，中国文化中治病要"根治"的疾病观，也使个体很难对止痛药产生信任。而这种独特的健康观和疾病观并非是个体独立形成的，它仍旧来源于地方性知识。

与之相对，中医医生对患者望闻问切的问诊、中药长期的调理、每日的身体记录，使个体感觉自己的病痛正在被"医治"，医生的参与、询问使个体感觉到就诊时自己与医生的共同在场。同时，中医医生对个体生活方式的叮嘱更是将个体人际网络中的他者拉入其中，个体感到自己的疼痛在被医生、亲友共同看到并重视，且他们都在尽力帮助自己缓解、治愈疼痛，这同时带给正在痛经的个体以心理上的支持与安慰。而随着时间推移，症状的改善更加坚定了个体对中医的信服。

西方现代生物医学的诊疗变得越来越专科化，人的身体被拆散为零散的零件，被机械化，每一个门诊只负责病人的几个器官，这种诊疗模式在高效治疗更多病人的同时也带给病人困惑（林义淳，2011）。病人得到的不再是关于自己的完整的身体，他们感受到的病痛和折磨无人问津。而传统中医对于整体性的关注，对于病人病痛体验的问询，使得病人感到自己的身体被看到，自己的病痛被注意，因此，个体对于中医的信任就产生了。

在面对痛经这种"似病而非病"（没有器质性的病变也不会危及生命健康，但会带来疼痛的病痛体验）的问题时，基于独特的健康观和疾病观，个体在中医诊疗中得到了更好的体验与支持，因此就会产生对于中医治疗的选择偏向。

然而，个体对于身体、健康的认识和对于不同医疗体系的体验是处于时刻流变之中的，她们的观念在受到社会话语和医疗体系的影响的同时，主体性的选择和解释也在重新塑造着社会话语和医疗体系对于痛经的理解和解释。这不是简单的个体被社会文化塑造的关系，而是一种个体与社会时刻相互影响、相互塑造的复杂关系。

五、总结与讨论

通过半结构式访谈，我记录并整理了 10 位女性的痛经体验与 5 位男性对于痛经的观察与了解。从中可以看出女性自身积极参与对于痛经的追因和治疗，面对痛经的影响，她们既受到困扰，也在通过这一特殊的方式为自己争取额外的权力。

关于为何痛经，不同女性个体从年龄、生活习惯、情绪和压力、体质等方面给出了自己的解释；而痛经既给她们的工作、人际交往带来了困扰，同时也给了她们合法规避责任、发泄情绪的额外权力；在缓解痛经的努力中，日常生活经验是最为主要的来源，西医镇痛和中医调理与根治也成为痛经十分严重者的选择。

面对女性个体的痛经经历，不难发现，疼痛使女性个体从日常生活的世界中抽离，回看自己的身体，反思自己的生活，并积极寻求对自己身体的解释；而在女性自主解释自己身体的言语背后，社会对于痛经的合法性的隐喻、中医关于身体的知识话语以及西方现代生物医学知识为其提供了可供选择的语法和词汇。

在面对痛经这一"似病而非病"的病痛体验时，中西医的诊疗模式下不同的就诊体验，使得对于身体整体性、个体病痛体验更加关注的中国年轻女性倾向于寻求中医的帮助和治疗。

因此，从痛经这一小小的现象中，我们不仅可以看到个体对于自身的反思与掌控，同时也可以看到其背后的社会话语如何定义与解释这一病痛体验，而个体和社会话语之间也在不断地相互影响与塑造。

除此之外，在本次研究中还有许多有趣的发现，因我的研究精力有限仅浅尝辄止，如是否接受止痛药的背后的深层原因，痛经反映的年轻女性对于年龄增长的焦虑，以及女性独特的忍痛文化，等等，希望之后能有余力进行进一步的研究。

参考文献

［1］曹云霞. 原发性痛经的发病机制与防治［J］. 中国实用妇科与产科杂志，2001（4）.

［2］和少英，姚伟. 中医人类学视野下的具身性与多重世界［J］. 思想战线，2020，46（2）.

［3］胡桂香. 女性主义视野中的妇科、性别与身体：关于《繁盛之阴：中国医学史中的性（960—1665 年)》［J］. 山西师大学报：社会科学版，2008（6）.

［4］李金莲，朱和双. 月经人类学：聚焦女性被遮蔽的生活方式［J］. 世界民族，2012（3）.

［5］李婉君，向振东. 对疾病隐喻的意识建构［J］. 理论界，2013（6）.

［6］林义淳. 当运动的身体不再健康：种病痛经验的观看与叙说［J］. 运动文化研究，2011（18）.

［7］麻国庆. 身体的多元表达：身体人类学的思考［J］. 广西民族大学学报：哲学社会科学版，2010，32（3）.

[8] 秦未萌，秦英，杨君．热水缓解痛经的西医学机制初探
[J]．实用妇科内分泌电子杂志，2019，6（33）．

[9] 史文妃．小棉条儿带领的奇妙旅程：台湾棉条使用者的主体
经验、感觉结构历程与网络社群文化［D］．台湾："国立"
中正大学，2015．

[10] 孙薇薇，董凯悦．疾病的解释与应对：基于地方性知识视
角的解读［J］．思想战线，2018，44（6）．

[11] 王秀云．从意外到等待：台湾女性的初经经验，1950s—
2000s［J］．女学学志：妇女与性别研究，2016（39）．

[12] 翁玲玲．台湾都会女性的新身体观：以台北市女性为例
［C］//人类学与当代中国社会：人类学高级论坛 2002
卷．2002．

[13] 张菊惠．充权导向之职场经痛行动研究［D］．台北：台湾
大学卫生政策与管理研究所，2002．

[14] 张乐乐．青年男性月经文化研究：以大学生群体为例
［D］．上海：华东师范大学，2018．

[15] 张天韵．男性的月经文化：建构与行动［J］．应用心理研
究，2003（17）．

[16] 张珣．文化建构性别、身体与食物：以当归为例［J］．考
古人类学刊，2007（67）．

[17] 张珏，毛家舲，陈宝云，等．都会地区中年妇女的月经经
验与性发展［J］．妇女与两性学刊，1995（6）．

[18] 张玉婷．花莲地区国小高年级女生及其母亲月经知识、态
度及经期不适之调查［J］．台湾性学学刊，2012，18
（2）．

[19] 赵曲水宴．母亲在女儿初经经验中的角色与女儿的月经态

度、月经忧郁及关系之探讨［D］. 台北："国立"台湾大学护理学研究所，1993.

［20］米歇尔·福柯. 临床医学的诞生［M］. 刘北成，译. 南京：译林出版社，2011.

［21］高希言，饶洪. 实用汉英针灸辞典［M］. 北京：中国医药科技出版社，2004.

［22］赫尔兹. 死亡与右手［M］. 吴凤玲，译. 上海：上海世纪出版集团，2011.

［23］凯博文. 苦痛和疾病的社会根源：现代中国的抑郁、神经衰弱和病痛［M］. 郭金华，译. 上海：上海三联书店，2008.

［24］苏珊·桑塔格，疾病的隐喻［M］. 程巍，译. 上海：上海译文出版社，2003.

［25］叔本华. 意志与表象的世界［M］. 刘大悲，译. 台北：志文出版社，2009.

［26］透纳. 身体与社会理论［M］. 谢明珊，译. 新北：韦伯文化传播有限公司，2010.

［27］COMAROFF J. Body of power, spirit of resistance［M］. Chicago：University of Chicago Press，1985.

［28］MARTIN E. The women in the body：A cultural analysis of reproduction［M］. Boston：Beacon Press，1987.

［29］FURTH C，CH'EN SHU-YUEH. Chinese medicine and the anthropology of menstruation in contemporary taiwan［J］. Medical Anthropology Quarterly，1992，6（1）.

［30］LANDER L. Images of bleeding：menstruation as ideology. New York：Orlando Press，1989. 转引自张天韵. 男性的月经文化：建构与行动［J］. 应用心理研究，2003（17）.

[31] SCHEPER-HUGHES N, LOCK M. The mindful body: A prole-gomenon to future work in medical anthropology [J]. Medical Anthropology Quarterly, 1987, 1 (1).

[32] USHER J M. The psychology of the female body [M]. New York: Routledge, 1989.

[33] WEIDEGER P. Menstruation & Menopause [M]. New York: Delta, 1977.

走出污名：脱发经验中的隐喻、身体与主体重塑[①]

雷 杰 闵 娟

一、绪论

（一）研究缘起

笔者对我国的脱发状况进行检索，发现了这样一组数据：新华网发布的一项脱发调查显示，2015—2017年百度关于"植发"的搜索量增加了114%，有90.1%的人会特意选择具有生发功能的产品，而选择"购买植发服务"的人群中，"80后"占29.1%，"90后"占57.4%，显示了年轻人群脱发问题的严重性[②]。不知从什么时候开始，"脱发"逐渐成为人们十分担心的问题，洗头时尤其关注掉了多少头发，选购洗发产品时会选择具有固发、防脱功效的洗发水，更有人因为脱发严重而进行治疗或植发。笔者曾偶然在哔哩哔哩网站（bilibili，以下简称B站）看到一条关于脱发的视频，据网站推荐又发现了大量相关视频，许多脱发者在自己发布的视频中详细描述了发现脱发、治疗脱发和最终恢复的

---

① 本文为兰州大学本科毕业论文研究成果。

② 数据来源于 http://www. gd. xinhuanet. com/newscenter/2019 – 05/13/c _
1124486454. html。

过程。可以发现，即便脱发并没有在生理上对脱发者产生很大影响，但他们仍然在心理上受到脱发的折磨，因此十分迫切地期望通过各种方式恢复自己的发量，而许多脱发者在采取一系列措施之后，顺利恢复了发量。

在日常生活中，"头秃""脱发"已经成为一个形容词，代表着"令人为难""压力大"等含义，社交网络中甚至出现了大量以"脱发""发量""发际线""头秃"等形象或词汇为元素的"表情包"。发量少或者秃顶的人也常常引起他人对其脱发原因的猜测。在脱发者的表述中，他们大多对脱发问题有着很深的认识，在谈到脱发的症状、原因，以及如何通过多种方式解决脱发的问题时，他们往往能够提供详尽的论述。仔细听完脱发者的讲述，笔者发现与脱发"抗争"的过程是十分艰难和令人心酸的，而不同的人也有着大体相似的从脱发中恢复的经历。我们的日常生活中已经存在一种对头发的"健康"或者"美"的需求，脱发也成为人们不愿见到的现象，这种看法或者心态正在广泛地影响着我们的生活。

在脱发现象中，头发这一身体部位成为负面的社会文化意义所附着的地方。回顾人类学的身体研究，马塞尔·莫斯（2003）的身体技术和玛丽·道格拉斯（2008）的洁净分析共同指向了身体所具有的社会文化内涵，并为身体研究奠定了基础。在身体研究方面，从各种历史文化背景下阐释身体意义的同时，在人类学"反思性"（皮埃尔·布迪厄，1998）理论的引导下，人的主体性受到重视，经由"身体"与社会的相互建构成为研究的重要论点。与此同时，身体感的研究区别于身体研究，将身体与社会文化直接联系起来，关注物与身体在互动中产生的体验（郑艳姬，2019），笔者认为身体感在某种程度上是身体研究中"身体"与"社会"之间不可或缺的中间议题。

由此，本研究将梳理脱发者与脱发"斗争"的过程。首先，在脱发的不同阶段，脱发者有着不同的身体感受，同时贯穿其中的是对自我的否定、怀疑，以及与他人相处时的尴尬。笔者认为，这些心理变化与作为身体的一部分的头发的脱落，即身体的变化是统一的，这些变化包括身体、心理和社会交往的全方位变化。其次，在互联网时代，信息和观念不断被生产和再生产，脱发者面对解决脱发问题的多种选择，一方面渴望寻找到适合自己的解决方法，另一方面又不断被来自各种渠道的信息流所裹挟，脱发者的"斗争"是其主动性与被动性统一的过程。因此，本文试图解决的主要研究问题是：头发作为身体的一部分，如何架构起了"物"（作为外在的社会文化）与"我"（作为内在的主体）之间的关系，也就是现代生活意义上的"个体性意识"是如何通过脱发的解决过程建立起来的。

（二）研究方法

头发脱落是每个人都会出现的生理现象，医学上将脱发视为疾病时，对其有着多种定义和分级，但这些定义与日常生活中人们所谈论的脱发并不一致。在日常生活中，是否脱发或者是否严重脱发常常与个体的感受有关，因此本文借用蔡晓雨关于"脱发"的定义——"脱发是头发的脱落情况被认为影响了其个人形象或导致了个人困扰的现象"（蔡晓雨，2019）。受到疫情影响，笔者进行了网络田野调查，即在网络上收集关于脱发的资料。虽然网络研究难以进行面对面的直接交流，但网络"社区"的匿名性和开放性也使得所获资料是上传者主动输出的内容，因此许多资料相较于面对面交流可能会更加深刻，并有利于研究的开展。

经过广泛查阅，总结网络资料的相同点和差异点，笔者将脱发者分为两类，A 类为脱发症状较轻、经过较短时间自行恢复的脱发者，B 类为脱发症状较重、对生活造成了较为严重的影响，并且经过一定的干预才有所恢复的脱发者。本研究所收集的资料大多为 B 类脱发者的相关叙述，原因是 A 类脱发者对于脱发的经历较短，其经历能够被 B 类脱发者的经历所代表，而 B 类脱发者对于脱发有着很长时间的经历，其叙述多具有完整性，具有较高的研究价值。在 B 站和知乎、新浪微博等网络平台，笔者分别以"脱发"为关键词进行搜索，在对关于脱发经历的材料的选择中，去掉了有营销嫌疑的、含有广告的资料，选择具有较高真实性的、较为翔实的个人经历资料，将视频材料转换为文字并关注和记录视频中人物的特殊表情、动作，文字资料则整理为文档保存，以供研究使用。

表 1.1 受访者基本资料

代号	平台 ID	视频（文章）标题	年龄	职业
F1	B 站：Elvaaa511	十年脱发血泪总结，我的生发总结（上、下）	25～30 岁	培训机构教师
F2	B 站：恩真 Blaga	脱发的话，一定要看这段视频，怎样才能克服脱发	25～30 岁	博主
F4	知乎：哈哈哈的淇	女生脱发了那么多年的我，经历了无尽的心酸	20～40 岁	未知

续表

代号	平台 ID	视频（文章）标题	年龄	职业
F3	B 站：一只耳 ioi	脂溢性脱发，雄激素源脱发，22 岁秃头心态崩溃	25～30 岁	未知
M1	B 站：梨视频	第一批 90 后已经秃了，94 年小伙相亲因脱发受阻，在父母催促下花三万植发	26 岁	地铁指挥中心工作人员
M2	B 站：山竹甲米	25 岁开始脱发、发际线后移，如今 26 岁，谈一年来与发际线和脱发的斗争（多期连更）	26 岁	未知
M3	B 站：小叔 TV	我是如何战胜脱发的？给即将秃头的朋友几个建议	40 岁左右	博主
M4	B 站：粉碎庄家	18 岁脱发患者的自述	21 岁	未知
M5	知乎：质感先生	一个脱发患者的真实植发经历	33 岁	未知
M6	知乎：宸 sober	治疗脱发之路	25～30 岁	未知
M7	知乎：似水无痕	与脱发战斗的日子——记使用米诺地尔的过程	20～25 岁	学生

注：本文中 M 代表男性，F 代表女性，表格中的年龄和职业根据案例中脱发者的表达得知或者推测得知。

二、"四面楚歌": 日常生活中的脱发 "隐喻"

在传统中国社会,人们总是蓄留长发。在传统的中国医家看来,头发是构成生命的基本要素之一,长发是美和健康的象征,是血气饱满、精神充足的表现,发型也象征着文明礼教、地位尊卑、青春或衰老、健康或疾病(林富士,2012)。许多关于头发的传统观念现在已经很少被提起,但许多要素以各种形式保留下来并衍生出更多意义,这些意义存在于个体的日常生活经验中。

广告存在于各类媒体中,是传播脱发信息的重要渠道。BW防脱洗发水是众多防脱洗发产品中影响较大的一款,其具有广泛影响的一则广告的内容是这样的:

某位有着一头乌黑且散发着亮丽光泽的头发的影视明星说"头发不健康,就像这棵树",并随手摇晃了一下身边半枯萎的一棵绿植,随着他的动作,树叶簌簌地掉落下来,然后他拿出BW洗发水说:"防脱发,我用BW防脱洗发水。"随后广告视频便展示了动画模拟的头皮上细软的头发变成看上去更强健的头发的画面。

在这则广告中,枯黄且脱落的叶片象征着脱落的头发,叶子掉光则意味着绿植将要死去,在这里,脱发被隐喻为不健康甚至是死亡的预兆。另一则在微博搜索到的广告则这样表述脱发:"×××防脱育发氨基酸洗护管理,内养外固,使头发重新焕'发'生机,帮你找回年轻时候的帅气。"

在脱发者分享的视频、文章的评论区,常见类似意义的评论,如"没头发是真的不行,显老啊,25 岁看着像 45 岁"。可见，在人们看来，脱发也意味着衰老。对于具有整体意义的身体，脱发所意味着的衰老并不仅仅是"显老"这么简单，脱发的"衰老"还意味着生活能力、性能力的降低。M3在其视频中这样说道："男人有两个让人特别丧失信心的事情，一个是没毛，一个是性功能障碍"。一条脱发视频的评论区中亦有"我觉得我不需要性功能，我需要头发，28岁天天跟牲口一样"的评论，脱发在男性身上往往与性能力相提并论。

对于女性来说，长而飘逸的头发是重要的性别特征，多样的发型、多变的发色更是吸引着女性为自己的头发投入大量精力。在一个视频中，F3展示了一张一个小女孩扎着马尾辫的背影照片，她说："如果一年前我在马路上看到这样的大辫子，我会直接哭出来。"F4说："天知道我有多么羡慕人家头发多又黑的女生，可以做各种喜欢的发型！常常在梦里或者许愿的时候，我都想让自己有一头浓密的秀发。"对于女性来说，脱发使得她们喜爱的审美取向不能实现，外在形象有所缺损。

不是只有年轻人的脱发情况会受到关注。对中年人而言，脱发虽然不再有"早衰"的内涵，却也被打上了"令人侧目"的标签。中年人这一形象更多地与脱发的男性相联系，与"秃顶"同时存在于中年男性形象的贬义形容词还有"油腻""猥琐""肥胖"等，从事一些特定专业、职业的人也被认为是脱发高发的群体。一个微博ID为"吕先生"的男性发布了这样一条内容："周末和同事挤地铁回来，可能是巧合吧，身边都是40岁左右的中年男人，脱发、肥胖、狐臭、脚臭……或多或少的都有，没有歧视的意思，就是突然想到自己到了这个年纪会不会也是这样，有点害怕。"人们常常认为程序员容易脱发："有段子不是说吗？如果有程序员不脱发的话，去公司应聘的时候，面试官会认为他

们是不是不够厉害或者不够努力。"也有人认为科研工作者脱发
的概率很大，"搞科研的人也是，很多人认为读完博士头发可能
也就掉得差不多了"。一位微博 ID 为"巧克力"的网友则对中
年男性的概括性看法有不同的理解，她认为中年人容易发福、脱
发的原因是过劳，熬夜加班、职场喝酒应酬、做家务、带孩子、
缺乏时间锻炼，这些都导致了许多中年男性形象上的变化。

头发作为身体的一部分，反映着身体生长的节奏，严重的脱
发则意味着身体的紊乱，性别、职业、年龄都与脱发的不同意义
有关。引申到男女性别的差异上，脱发在一些人看来可能暗示着
生殖能力或者生活能力的降低，年轻人脱发也意味着早衰。脱落
的头发是人们可以观察到的表面现象，在现象背后，隐喻着的是
脱发者可能的身体不健康、工作不顺利、生活糟糕，人们潜意识
中认为这些对自身及周边事物的失控可能导致了头发的脱落。即
使脱发者仅仅因为病理上或遗传上的因素脱发，仍然可能被人们
通过有色眼镜进行观察，这些具有负面意义的隐喻，通过各种渠
道渗透到脱发者的生活中。

三、遭遇脱发：脱发者的"自我"批判与感知

琼萨蒂安萨普（Chuengsatiansup K.，1999）认为泰国库伊
族（Kui）人的传统经济方式、生活环境遭到破坏，经济和社会
权利的失去，是一些人因为某些声音导致精神上受到折磨并且患
病的原因，存在于库伊族人身体的剧烈感受是库伊族人社会处境
恶化的反映。对于脱发者来说，每个人脱发的程度不同，脱发的
原因也不尽相同，相同的是每个认为自己脱发严重的人都有着类

似的感受。笔者认为，这些类似的感受来自渗透到生活中的关于脱发的文化隐喻，这些隐喻导致了脱发者主体感受的变化。

（一）不再"完整"的脱发者

脱发是一个持续的过程，往往表现为洗头发、梳头发时掉发量增加，以及枕头上有大量头发、发际线升高、发缝变宽等，脱发者往往是自己发现自己脱发，或注意到生活中的脱发变化，或通过他人得知自己脱发。

多数脱发者在洗头时发现掉发较多的现象。M4 说："我在寝室里面洗头，准备出去玩，就发现在洗头的过程中，就有水流带着头发冲向厕所，当时以为是别人的头发，因为我平常洗头根本一点头发都不掉，最多偶尔掉一两根就很不得了了，我洗头基本不掉头发，所以我也不看我洗头的时候有没有掉头发。"另一位脱发者 F1 回忆起发现自己脱发时的情景："洗澡的时候就像拍恐怖片一样，平日里洗澡的时候捋一下就掉个三四根，或者四五根，但是那个时候一捋就可能整束头发就没有了，就真的是一撮头发就没有了，就是肉眼可见的变秃。"也有脱发者最初并没有关注自身的脱发症状，但由于脱发导致了发量、发际线、发缝等外形上的显著变化，脱发者得以从他人的口中或者行动中了解到自己脱发的严重程度，经历了由忽视脱发到重视脱发的过程。

脱发者 F3 回忆起她从朋友那里知道自己脱发严重的情景："我是从 2013 年开始意识到自己脱发的，因为那一年我高三，备考的压力很大，所以我洗头的时候会有很多头发脱落，但是我那个时候没有在意，那个时候年纪也还小，自己也没有很重视，包括家里的人也没有很重视……无忧无虑的生活直到大二就结束了，当时我和几个非常要好的高中朋友一起吃饭，那个时候我也是侧分头发，有发际线露在外面，我的一个朋友就跟我说，我怎么发现你的发缝比以前要宽很多了，当时听她说完我就心虚了，因为我感觉到我自己在掉头发，但是我不知道原来这件事情别人也可以察觉到，那是我第一次发现别人察觉到我头发变少这件事情。"

脱发首先表现为头发的大量掉落，或头皮屑、头皮油脂的增多等外在现象，这种现象因其"异常"而受到脱发者本人及其周围人的注意。他们不约而同地将自己的掉发状况和"曾经"的情况作对比，M5 发布照片回忆了自己还没有开始脱发的时候，认为"那个时候不是很帅，但也算是个'完整'的人"。身体与自我认识的统一被突如其来的身体变化打破，脱发者在感到身体的不完整的同时，认为自己作为"人"也不完整了。

（二）我身与"被监视"

许多因为各种原因发现自己脱发的人很快陷入了脱发带来的恐慌之中，他们可能害怕别人谈起脱发，或者十分注意自己头发的状况，也采用各种方式掩饰或者逃避脱发的事实。

由于脱发可能带来的外形上的变化，脱发者常常照镜子、看照片，从镜子或者自拍中检查自己头发的状况。F3 描述道："后来回到我住的地方之后我就一直在照镜子，一直与以前的照片不断地对比，不断地回想我到底是怎么了，我把脱发当作我最大的缺点，一讲到这个我就觉得自己低人一等。"M5 说："从那以后（发现脱发以后），我的注意力天天就在自己的头顶上了，像得了精神病似的，洗头发要看盆底有多少根头发，出去也会有意无意地看别人的头顶，上个洗手间也会扒着头发看看秃了多少，别人以为我在自恋，其实我心里的痛苦谁能知道啊。"在自己关注头发状况的同时，脱发者认为周围人也在关注自己的脱发状况，并且羞于与他人谈论自己的头发，为自己脱发而感到尴尬。F3说："从那个时候开始，我就变得非常非常在意我的头发了，并且很害怕别人来跟我说'你的头发好像有点少'。对于脱发这件事情，我真的是异于常人地羞涩，每次一讲到这件事情，我真的不知道怎么去回答，怎么去面对。"F4甚至因为脱发而感到自卑："那个时候呢，感到最自卑的就是我的头发。因为别人多看我一眼，我都觉得他们是在看我的头发，尤其有时候经常会听到别人说'你头发怎么那么少'之类的，我要装作很坚强的样子和别人解释，还要装作无所谓。"

脱发者关注着"别人的头顶"和自己的头顶的差别，认为这一差别使得自己在与他人的比较中"低人一等"，同时，脱发也使其陷入"被监视"的环境中。在脱发者的认识中，自己与人人喊打的过街老鼠无异。在这里，头发的缺失受到脱发者的过度关注，同时引申出受到他人强烈关注的自我想象与解释。从这一微观的脱发者感受的视角，可以看到社会隐喻是如何"具身"到个体中来的。身体搭建了社会批判进入个体认同的桥梁，脱发者受到无形"监狱"的"规训"。

（三）塌陷的社交网络

在身体和自我认同双双受到脱发的影响而变得"异常"、脆弱的时候，脱发者的生活、工作都发生了一些变化，他们警觉地思考起脱发可能带来的人生变化。

一些脱发者可能会采取减少外出、减少与他人交往的做法来避免感到尴尬或者自卑。M4说："我早上可能洗漱好，然后擦完脸，然后想要不要出门。然后就看着镜子，就想戴个帽子出门，然后就去拿帽子；戴了帽子就会想，戴帽子对头发不好，就不戴帽子出门。然后又去照镜子，好了，这个样子就不出门了。"脱发者在脱发的影响下，避免参加不必要的社交活动。M5 讲述道："更加羡慕那些头发长得好的，想着自己不掉头发该多好呀，这几乎成了我的一块心病，但是又怕别人发现，也不想参加任何活动，害怕见人。"许多男性脱发者认为，脱发影响了其与异性的交往，降低了其对异性的吸引力，并且使自己在异性面前感到自卑。M5 说："50 岁以后就可以不用注重形象，剃个光头也自在，但是现在还年轻，未成家，秃了怕是连媳妇儿也娶不上了吧，谁会喜欢秃子呢。搞得很长一段时间夜里经常梦到自己真的秃头了，那个时候的精神压力真的不是一般的大，感觉自己快抑郁了"，在极度抑郁和自卑的心理作用下，"大二本来快追上的女孩子也主动放弃了"。M6 回忆起他的脱发经历："我在脱发期间一直戴着帽子，女朋友也没敢找，对自己没有信心，怕被拒绝，就这样一直持续了三年左右。"有一张图片显示了最不受欢迎的相亲者条件中，秃顶的男性仅次于年薪低的男性，虽然实际情况可能不一定如此，但也间接表现了人们心中对于脱发者的歧视。除此之外，M6 认为脱发导致了其在就业方面的失利："大学结束后，应聘工作的时候，就因为形象不佳，结果在面试时被刷下来了。"

　　脱发者的身体变得"异常"，其自我认同发生变化，在社交活动中也选择退缩，避免出门、长时间戴着帽子、减少与异性的交往，身体的变化使得脱发者有意识地缩小社交网络。患有乳腺癌的女性在切除乳房之后，其个体认同也出现变化，尤其是对女性身份的认同发生急剧变化，与周围人尤其是与丈夫的亲密关系也受到影响（黄盈盈，2013），同样的过程也发生在脱发者身上。乳房对女性来说是重要的生理表征，头发对人来说是身体的一部分，两者都承载着社会赋予身体部位的文化含义，身体作为外界与个体之间的桥梁（Chuengsatiansup K.，1999），一旦发生变化则丢失了原有的意义，并被附加上其他含义，身体作为意义的载体对主体的意识产生了影响。唐军（2019）在对互联网时代以 KEEP 软件为基础的健身活动的研究中认为，福柯时代的空间内的被动的自我规训正在逐渐成为弥散在日常生活中接连不断的积极的自我规训。脱落的头发一方面是贬义文化隐喻的载体，作用于脱发主体的身上；另一方面，主体通过不断的反思、采取回避行动，为自己衍生出更多意义，这些行动加剧了意义的作用，使得脱发者陷于困境之中。

四、应对脱发：修复身体与自我

脱发者面对身体和生活变化的"危机"，希望通过各种方式来恢复自己的发量，恢复正常的生活，在这个过程中，脱发者以摆脱脱发为中心，形成了新的知识、社交网络和生活习惯，成为崭新的"自我"。

（一）专家知识：分离"脱发"与"我"

许多脱发者在遭遇脱发之前并没有关于发量、脱发的详细知识，在希望弄清楚自己为什么会脱发、怎样使自己不脱发的时候，他们主动通过各种渠道获得关于脱发的知识。

最为便捷的方式就是通过互联网进行查询，通过互联网查询到脱发的症状、类型等内容之后，脱发者会为自己作出相应的判断。M4 回忆道："我在网上搜过了，就是比如说有压力、脂溢性脱发什么的，我就给自己判断为因为压力大而导致的脱发。"F2也表示："我会在网上搜很多的相关信息。"在多位脱发者对自己治疗脱发经历的描述中，都表现出他们在互联网上获得关于脱发信息的过程，如知乎、小红书、微博、百度、B 站、微信公众号等网络平台上，有着许多关于脱发的知识、经历的分享，搜索"脱发"便可以查询到相应的内容，甚至可以进行线上问诊。例如，在百度上以"脱发"为关键词进行搜索，首先出现的就是关于脱发的科普，包括病因、症状、诊断、治疗、护理等内容，并推送了相关医生的线上问诊入口。各种平台的信息都标榜其本身医学上的科学性、有效性，社交平台上许多分享内容的博主也会强调自己"咨询医生""查询了资料"，并建议观众"看医生""不要随便用药"等。

另一种获得专家知识的途径是就医，有的脱发者选择到医院接受西医的治疗，有的脱发者则选择中医进行治疗。在治疗过程中，脱发者从医生处获得关于脱发原因、调理、用药等各方面的专家知识。M2 详细讲述了他看病的经历："去医院之后挂号，我选的是治疗脱发比较厉害的一位医生。进去之后，医生就会问三个问题，第一个问题是多大了？第二个问题是你家里的人有没有脱发的情况？第三个问题是晚上几点睡的，经常熬夜吗？然后做皮肤镜的检查，在我做了检查之后就帮我判断头部皮肤的健康状况。皮肤镜检查总共花了 103 块，拍了四张照片，拍了四个局部，检查报告写的是'发际线明显后移，发量减少，毛囊单位内毛发数量明显减少，额头最为明显'。之后就拿着这个去医生那里复诊，然后医生就会给你判断是什么原因，给你一张表，就像公式一样，拿到之后，医生说我们有四个方案……"从询问到检查，医生使脱发者经过一系列"科学"的检测，通过医疗系统获得脱发者的信任，并提出一系列措施供脱发者选择。"医生判断我为雄激素性脱发，然后一共有四个方案。第一个方案就是吃一种药，非那雄安，听说这个药非常厉害，就单用这个……但是有副作用，对男生来说会引起性欲下降、阳痿，会对性功能有一些阻碍。第二个方案就是中西医结合，这个（方法的用药）就比较多了，就是用米诺地尔、生发片、复方甘草，还有就是维生素 B_6。第三个方案就是为头皮扎针，第四个方案是植发，但是植发是非常严重的脱发者才选择的方案……"

在发现自己脱发，尤其是脱发日益严重时，脱发者都对导致自己脱发的原因进行反思，试图找出自己脱发的根源。他们从学习、工作、生活、家族等各个方面寻找可能存在的原因。

家族中有脱发的先例使得许多脱发者将自己的脱发原因部分归结于遗传因素。M3 认为："我有遗传因子，我父亲和长辈都有脱发，而且很多脱发都是遗传因子占主导。"F1 也谈到这个原因："我爸脱发，我妈脱发，脱发的基因就是在我身体里面深深地植根了。我是个易掉发体质，任何不利的因素在我身上很快就会得到'现世报'。"

工作或者学习导致的不健康作息习惯、过大的压力在脱发者看来是导致脱发的另一个重要原因，女性脱发者认为情绪或者节食减肥也是脱发的因素之一。F1 讲述道："工作之后大概第二年，2016 年的时候，头发开始减少，因为我是培训机构的老师，所以在寒暑假时特别忙，每天没日没夜地上课，然后晚上 10 点回到家还要继续工作，大概总是深夜 12 点的时候才睡的，后来洗头的时候就发现掉发十分严重……然后我去翻一下我秃头比较严重的时候拍的照片的时间信息，发现都是在我经历的几次分手前后，以及我靠节食来减肥的那段时间。"F2 认为："我是压力比较大时才开始掉发的，还有就是我没有好好关注自己的健康，没有准时吃饭，有时候甚至一天一顿都不吃，有时候呢只吃一顿饭，然后不怎么运动，所以身体的节奏出问题，开始掉头发。"

在脱发者对自身脱发状况及原因的反思中，他们总结了自己脱发的原因，包括遗传因素和后天因素，如父母的遗传、工作或者学习压力、不健康的作息或者饮食习惯，尤其是节食减肥、熬夜、烫染头发等不健康的习惯。脱发者的总结与反思依赖于现代医学知识、生物学知识等专家知识，这些知识既具有客观性，同时也能够根据脱发者的主观理解和解释方式而发生变动。可以看到，在专家知识体系中，脱发被认为是一种由多种因素造成的生理变化，可以通过检查、问询和比较形成客观的认知，并有多种应对方案。脱发在这些概念下成为一种脱离主体的客观现象，它受到压力、生活习惯、基因等因素的影响而发生，正因如此，在脱发者看来，脱发与个体呈现"二元分离"的状态。正如 F3 所认为的："去了医院之后我发现自己不过是生病了，我有病去治就好了。"对于脱发者而言，身体与个体的分离使得脱发不再是自己应该受到他人和社会批判的理由，医学诊断成为对抗文化隐喻的重要力量。

（二）身体感：自我的意义黏附与生产

脱发者往往使用各种生发、护发产品，希望通过头发护理达到减少脱发的效果，同时他们求救于医生，通过中医、西医的方式治疗脱发。通过身体感，来自专家知识体系的意义流入或者附着于身体。但是，在脱发者选择医疗手段时，尽管他们尝试利用专家知识体系对抗脱发的社会文化含义，但仍然不由自主地沉浸于污名含义的影响中。正如上一节案例中的 M2 在接受治疗时仍然很难接受用药会影响性功能的事实。

生发、护发产品在脱发者和非脱发者中都有很大的市场，这些产品常常标榜天然、自然的原料和作用机理，人们希望通过使用这类产品来达到增加发量、防止脱发的效果。在 M2 的视频中，他使用了 HFS 牌洗发水、FLDY 牌洗发水、LW 生发液及 OLY 精油。他认为 FLDY 牌洗发水"可以清洁头皮，第一次使用时按摩头皮 1～3 分钟，第二次使用时再按摩 1～3 分钟。你要坚持，坚持可以让你的头皮变得更营养、更健康，才能对你的头发有更好的帮助作用"，由于他的头发容易出油，会有头皮屑，因此他也使用 HFS 牌洗发水进行清洁。另外，他认为男生头发短，使用护发素会难以清洁，所以不应该用护发素，女生则可以使用。在洗头之后，他使用生发液——"把 LW 的生发液放到小喷壶里面，然后开始喷头皮，喷了之后用抓取的手法来进行按摩，你的头发所有的地方都可以喷。它里面含有薄荷的成分，所以特别适合夏天，一天至少喷三次，然后就非常舒服和神清气爽。用完之后，用梳子按摩一下。你只有头皮更有营养了，你的头皮才能促进头发的生长"。此外，他还会使用 OLY 牌精油对头发进行护理。

当脱发者寻求医生的帮助时，医生首先会为病人做皮肤镜或者激素检测，然后根据情况进行诊断。西医现有的治疗脱发的药品主要是外用药米诺地尔和服用的非那雄安片，用药需要遵照一定的剂量、禁忌和方法。M2 这样描述他的用药过程："米诺地尔的使用是涂抹于患处，没有必要全头皮都涂抹，我是左边 3 下、右边 3 下，一次使用总共不能超过 7 下，一次不能超过 1 毫升。"外用药涂抹在身体上，内服药进入消化系统，使用过程给脱发者的身体带来了鲜明的感受。M4 认为米诺地尔的使用感首先就是

"很油",然后会显得"头发更少",同时,如果沾到脸上或者其他地方,还会在相应的位置长出"细细的绒毛",因此他们往往戴着手套小心翼翼地使用。"狂脱期"是米诺地尔带来的另一个阶段性身体感受,即在使用一段时间之后脱发会更加严重。原本在 B 站更新自己治疗脱发过程的 M2,在"狂脱期"大量掉发的情形下说:"在度过'狂脱期'的这个期间是非常难熬的,所以我一直没有拍视频,因为真的没有什么动力,也不想拍视频。"M7 在使用时则感到:"脱发面积还在扩大,每天洗头掉发量在 150 根以上,真的心态爆炸。"非那雄安的使用则会给男性脱发者带来难以启齿的副作用——阳痿。在谈起药物副作用时,这些男性脱发者显得不好意思,M3 在视频中说:"我当时服用了 5 ～ 7 年,刚开始的时候有一定的副作用,就是精液变得很稀。"在说这段话时,他在视频画面上用"笑哭"表情遮住了自己的脸,以掩饰自己的尴尬。M2 讲述非那雄安副作用的视频标题为"男生服用非那雄安之后的副作用,男生话题,女生慎入!"可见其在谈论此话题时并不希望女性网友观看,并且在谈及性欲减退时脸上浮现出尴尬的神色。视频中,他表示会停用非那雄安,即使治疗脱发的效果会受到影响。

除了西医,还有部分人选择使用中医的治疗方法。F1 认为自己使用米诺地尔会有强烈的副作用,于是她在一个中医馆进行针灸治疗,她说,"不仅是头上,我的脖子、手、腿、脚都扎满了针,而且背部也会扎。有的人就会觉得很疼,其实就是戳进去和拔出来的时候会疼,但是停留在体内的时候是没有什么感觉的",在着重对头部进行治疗的时候,"那个医生就是在手指缝里面藏着梅花针,然后就敲打我的头,但是我感觉不到有针在扎我,只感到他的手在敲我的脑袋"。大半年之后,她感受到这种治疗有了效果，"小头发开始疯长"，脱发现象逐渐改善。在治疗中，她也形成了对自己治疗脱发的一系列认识。她将自己脱发的原因归结为"气血不足"，认为针灸主要是为了刺激整体的血液循环，通过养护颈椎、重点调理、针灸就能治好脱发。

洗发水、生发液、精油、生发梳、生发仪等作为专家知识体系的衍生物，被创造出保护头发的系列意义。脱发者需要按照特定的顺序和方法使用产品，在使用过程中，脱发者的行为动作被使用说明规范起来。产品、药物的使用和中医的治疗则共同为身体带来各种感受，从皮肤的感受——清凉感、油腻感、疼痛感，到生理的变化——头发的疯狂脱落、性欲降低，产品上所黏附的所谓的"自然"意义、药品和治疗所包含的医学意义，通通赋予身体进行感受。新头发的出现或者脱发量的增加，也同时构成脱发者对自身感知的一部分，产品和做法通过身体感受将其所承载的意义黏附并渗入个体之中。

如脱发者所愿，专家知识体系的意义通过这些治疗行为，借由身体感进入身体，影响着个体。但与此同时，脱发者仍然没有摆脱社会文化隐喻的影响。一方面，有效的做法被赋予积极意义；另一方面，无效或带来副作用的做法以及随之而来的身体感受则被认为是油腻的、令人难堪的、需要被控制的。脱发者希望通过使用产品和就医的方式摆脱脱发污名的同时，社会文化隐喻仍然通过身体感等方式渗入身体之中，影响着脱发者的主体感受。可以发现，身体是药物、产品以及针灸等作用于生理性身体与个体的中间环节。在治疗脱发的过程中，外物与人不是单纯的人主动或者物主动的单向关系，而是呈现出复杂微妙的双向关系。矛盾也因此出现：脱发者所希望的脱发与个体的二元分离实际上并没有成功，个体仍然通过身体与社会文化发生互动和联系。

五、"后脱发"生活中的头发与个体

（一）运动、养生与健康个体

脱发者在反思自己脱发的原因时，都提到了不良生活习惯的影响，许多脱发者在采用其他手段治疗脱发的同时也改变了自己的生活习惯。M1 在植发之后更加注重锻炼和饮食健康。他说："上次我回老家都是骑自行车 20 多个小时，然后每天晚上还会跑10 公里。刚来公司的时候经常点外卖，而且每天都点外卖，现在不点外卖了，会自己做点饭带到公司吃。"M4 则提到："现在我还在健身运动，没运动之前我可能每天掉发 20 多根，但是运动之后，洗头的时候就是掉七八根。如果你脱发，吃药没用的话，你就可以尝试一下健身。"F3 说："医生说我是属于恢复得最好的，也许和我配合这些药物一起的其他习惯有关系，我每天会喝黑芝麻黑豆红枣粥，每天运动半小时加 80 个下蹲，健康饮食，只是熬夜我还是在熬。"运动、健康饮食、不熬夜成为脱发者想要恢复头发原有状态时必不可少的环节，原本"异常"的生活在这种调节下逐渐恢复到正常的节奏。

在过去 20 年里，预防医学在体育锻炼和身体健康之间建立了比较广泛的联系（赵歌，2016），良好的饮食习惯也紧随其后，成为现代人身体健康的重要前提。所谓预防医学的兴起，暴露出传统临床医学的无力，人们希望以健身、运动等方式来对抗生病、死亡，包括脱发。跑步、健身、拒绝外卖、健康饮食成为经历脱发之后的人们所认为的成为健康个体的必要条件，脱发者以此来预防或对抗脱发。同时，在角色和集体道德不断变化的时候，健身和养生的生活习惯成为构建良好自我呈现的方式（Barry Glassner，1989），这种自我呈现向他人展示着脱发者生活的健康有序，同时也暗示了脱发者对生活的有力控制，这与现代社会对脱发的歧视中所隐喻的失控相对立而出现。

（二）个体展演与集体叙事

现今，虽然家庭规模不断缩小，人的生活变得越来越独立，便捷的交通增强了流动性，人有了更广的活动范围，亲人、朋友、同事、网友甚至陌生人之间都通过各种渠道，尤其是社交媒体相互联系起来。随时互联既使得个体更为主动地控制自我呈现的样貌和方式，也开辟了另一种展示自我的渠道。

发达的互联网创造出匿名性的环境，这一环境为个体真实自我的展现提供平台，脱发者在脱发的修复期间，尤其是脱发恢复之后，更加愿意在社交媒体上传脱发的相关内容。许多脱发者在微博、知乎、B 站等平台上传视频、文章，分享自己的脱发经历，更是有许多人不断更新自己治疗脱发、脱发恢复之后的状态，引起许多网友的评论、点赞、发弹幕或者转发，部分视频的播放量、文章的阅读量甚至达到百万以上。有的博主自发建立属于脱发者的群聊，互称"发友""脱友"，这种交往可能一直保持到脱发恢复之后。这种环境下，脱发在一定程度上免于受到批判，反而可能成为脱发者自我展演的一个积极方面。脱发者通过线上平台输出自己的观点和经历、解决自己的问题、释放出关于脱发的压力，同时收获朋友、粉丝、流量和收益。而参与相关讨论的网友则在其中不断与上传者以及其他网友互动，形成庞大的关于脱发话题的讨论。

对于脱发者来说，脱发之痛以及艰辛的治脱经历是其生命经验中的一个重要事件，许多脱发者将脱发经历上传至互联网，成为保存于虚拟空间中的"生命档案"。同时，这种视频或者文字资料又使其脱发经历成为可供多人阅读的叙事文本。不同于档案馆中的纸质档案，互联网中的"生命档案"经过脱发者的更新，浏览者的留言、评论，成为不断"连载"的"活"的档案。另外，经过大数据技术，搜索引擎会将类似的叙事文本不断推送到观看者的浏览界面，从而使有关脱发的经验形成更大的集体。就此而言，网络档案的最突出特点就是其不断生成性，而不断生成性的背后，则意味着存在更多的主体参与。这些匿名的主体同脱发叙事文本发布者共同构成了一种有关脱发的集体叙事，而叙事的主体也牵连出囊括众多个体的复合性主体。网络档案的这种"既一又多"的主体特性，使其成为一种独特的生命体验资源，它将促进可能看到这些档案的人萌发出更多的反思性。这种反思性体现在脱发者身上，就呈现为反思不合理的生活习惯，建立一种积极的、对脱发的状况进行干预的、自律自主的生活方式。

六、结语：隐喻、身体与主体性

本文基本上描述了个体从意识到脱发到寻找解决方案，再到修复自我的整个脱发叙事过程，说明了承载着社会隐喻的脱发，作为一种社会性压力，是如何通过身体—主体化的过程，转变成为一种对"健康"的个体性诉求的。这个过程主要是社会文化、身体与主体三个方面之间的交互影响，而身体感是这一系列互动中的关键中介。

首先，就身体和主体的交互过程而言，其有三方面的内容：身体、身体感、主体—他者，其中，"主体—他者"是一对辩证的关系。身体与主体常常是统一的，但在生病或者遭遇脱发这种变化时，身体开始引起主体的注意。例如，洗头时眼睛看见了头发的脱落，使用药品、产品时对不同产品的身体感受，等等。身体感是建构身体与主体关系的关键中介。身体感的刺激作用以及身体变化所带来的与主体认同的差异牵动了主体的凝视，这种凝视是一种内部他者的凝视，正是在这种意义上，主体和他者才成为一对辩证关系。这种凝视也可以转变为外部他者的凝视。例如，脱发者会感受到他者的"监视"，但这种"被监视"往往是主体自我建构的"假想"，脱发者往往因为过于关注自己头发的残缺，才开始在日常生活中关注他人的目光。从身体感这一微观视角，我们可以窥视到脱发隐喻的规训是如何"具身"到个体中来的。

其次，社会文化、身体和主体三者之间也发生了不同形式的互动。这些互动主要体现为三个阶段：第一阶段发生在个体发生脱发时，关于脱发的社会文化隐喻体系借由身体感使得主体产生焦虑。这一阶段，脱发的隐喻体系将身体"异常的"社会文化化，身体成为脱离主体自我认同的"身体"，转变成一种脱离个体的、具有文化压力的存在，这种身体使得焦虑的主体产生。

在第二阶段，摆脱主体焦虑是主体的主要行动。以医学概念为中心的专家知识体系将脱发定义为生理上可治愈的疾病，脱发因其可治愈性而被脱发者认为是脱离主体、具有客观意义的；同时，专家知识体系也渗透到社会生活的各个方面，包括食品、药物，以及脱发者所使用的产品，也包括社交媒体中个体的"防治脱发经验"。因此，求助于专家知识体系成为脱发者摆脱脱发污名最为主要的策略。专家知识体系最重要的作用就是将已经由于脱发的社会隐喻而被社会文化化的身体转变为生理性身体，也就是说，在专家知识体系中，脱发仅仅是一种"生理性疾病"，因此，社会文化带来的歧视失去了合法性。但就在脱发者希望通过专家知识体系将脱发的身体与自身的主体分离，将脱发非道德化以摆脱批判，不断在"客观化"的身体上采取措施时，产品的意义、药物的作用和副作用、治疗过程的疼痛仍借由具有身体感的身体影响着主体。

第三阶段时，通过健康身体的维护与展演，个体反思性得到进一步强化。经过修复的头发不仅使身体恢复了完美，同时也恢复了完美的"主体"感受。这种主体感受进一步延伸为对身体其他方面的改变行动，如维持身体的舒适、维持有节律的生活节奏、在社交媒体上传播自己防治脱发的经验等。脱发者通过社交媒体进行脱发叙事，进一步将经历脱发的"后脱发"身体进行再次解读。不同于压抑性的脱发隐喻，在这种属于脱发者的集体叙事中，与脱发进行斗争成为一种对健康、美的主动出击，自主性更加突出，这也就成为追求完美身体、健康生活的流行文化的重要组成部分。

自我作为一个再现的自我，其价值和意义通过个体的外在身体形象，被归因于个体（布莱恩·特纳，2000）。脱发表露于身体形象使得个体受到道德批判；在社会文化体系的影响下，个体期望与身体达成统一才能获得稳定的认同，身体是"物"与"我"之间的中介；同时，身体感又是身体与主体、社会文化与身体、主体与社会文化之间互动的桥梁。在这一过程中，包括专家知识体系、文化传统、消费文化等在内的多种文化体系为具有高度反思性的主体提供了斡旋的余地与合法性，发达的互联网则成为主体叙事及与更大的集体相联系的渠道。三个阶段的发展在脱发者的经历中既显现出一定的阶段性特征，同时也交织在一起，展现了社会文化、身体、主体之间的互动，而具有高度反思性的主体经过其"斗争"也最终实现"健康"愿景，如图 1 所示。

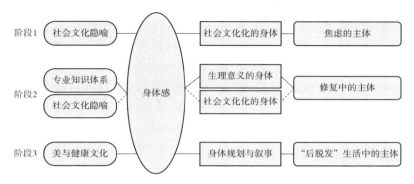

图 1 脱发经验中的隐喻、身体与主体性

在理论方面，身体感作为身体能动性的一个方面，能够为身心议题提供有效的切入点。布莱恩·特纳（2000）总结了身体研究的几个方法路径：第一种是基础主义的，即以日常生活中的互动和相互作用来研究身体；第二种则将身体理解为一种符号系统，如道格拉斯的研究；第三种则是将身体阐释成表现权力关系的符号系统。但他认为这些研究都没有关注到活生生的身体，诸如病痛、行为、个体体验等个体叙事层面。在本研究中，研究身体的日常经验感受可以达到探究社会、身体和主体之间关系的目的。笔者认为，对身体感的关注，能够使研究者感受到细微的差别，产生"文化震撼"的感知，认识到"社会氛围"差异（Kathryn Linn Geurts，2003），这能在解读身体的符号意义和权力关系等方面提供帮助。

同时，笔者也认识到，受到研究方法和材料来源的限制，本文所探讨的仍然是处于中间层面的问题。追溯产生脱发问题的源头，脱发这一正常的生理现象何以在现代社会，尤其是在城市、互联网社区遭受污名和妖魔化，形成具有负面意义的关于脱发的社会文化隐喻？另外，面对脱发，不同个体采取了不同的行动，不关注脱发问题的脱发者是如何与变化的身体达成"和解"的仍有待思考。由于本研究所收集的材料具有一定的片面性，本文在关于脱发的社会隐喻、脱发恢复后的"后脱发"生活方面的论述基础仍较为薄弱，这也为之后的研究留下了更多的开放性问题。

参考文献

［1］马塞尔·莫斯. 社会学与人类学［M］. 余碧平，译. 上海：上海译文出版社，2003.

［2］玛丽·道格拉斯. 洁净与危险［M］. 黄剑波，等，译. 北京：民族出版社，2008.

［3］皮埃尔·布迪厄. 实践理论大纲［M］. 高振华，译. 北京：中国人民大学出版社，2017.

［4］安东尼·吉登斯. 现代性与自我认同［M］. 赵旭东，译. 北京：生活·读书·新知三联书店，1998.

［5］郑艳姬. 人类学视野下的"身体感"研究：观点与脉络［J］. 广西民族研究，2019（4）.

［6］蔡晓雨. 90 后脱发焦虑的建构［D］. 南京：南京大学，2019.

［7］林富士. 中国中古时期的宗教与医疗［M］. 北京：中华书局，2012.

［8］CHUENGSATIANSUP K. Sense, symbol and soma: illness experience in the soundscape of everyday life［J］. Culture, Medicine and Psychiatry, 1999（23）.

226

［9］黄盈盈，鲍雨. 经历乳腺癌：从"疾病"到"残缺"的女性身体［J］. 社会，2013，33（2）.

［10］唐军，谢子龙. 移动互联时代的规训与区分：对健身实践的社会学考察［J］. 社会学研究，2019，34（1）.

［11］赵歌. 身体与体育健身现象的文化哲学研究：基于迈克·费瑟斯通消费理论［J］. 体育科学，2016，36（11）.

［12］BARRY G. Fitness and postmodern self［J］. Journal of Health and Social Behavior，1989（30）.

［13］布莱恩·特纳. 身体与社会［M］. 马海良，译. 沈阳：春风文艺出版社，2000.

［14］文军. 身体意识的觉醒：西方身体社会学理论的发展及其反思［J］. 华东师范大学学报：哲学社会科学版，2008，40（6）.

［15］KATHRYN L G. On rocks，walks，and talks in West Africa：cultural categories and an anthropology of the senses［J］. Ethos，2003（30）.

生命的波澜：甲状腺癌患者的疾痛叙事

任璐涵

一、绪论

（一）研究缘起

甲状腺癌（thyroid cancer，TC）发病虽只占甲状腺结节的5%、全身肿瘤的1%，但却是内分泌系统最常见的恶性肿瘤（Nix P. et al.，2004）。在世界范围内，近几十年的甲状腺癌发病率呈快速增长趋势，近10年来的发病人数急剧增加（向光大，2013），因此，甲状腺癌是内分泌系统肿瘤领域的研究热点。

患者群体如何面对疾病，如何重建生活，已成为科学研究的重要议题（Hyden，1997）。人类社会对健康的广泛关注和对疾病的多样化体验，都说明了人们对身体与健康的理解不只是生物性的，还掺杂着各种因人而异的象征意义以及疾病隐喻等文化因素。

国内外的疾痛体验叙事研究大多集中在慢性病患者以及癌症患者上。说起癌症，大多数人会谈之色变，癌症似乎就意味着不治之症，而甲状腺癌却被称作"幸福癌"，是所有癌症中症状最轻微的一种癌，大多数甲状腺癌患者都有治愈的可能，甲状腺癌的控制率在90%，预后很好。笔者于2019年12月确诊甲状腺乳头状癌，先后经过了两次手术、两次I-131放射性治疗。在这个过程中，有身体上的伤害，也有心理上的伤害，笔者在并不顺利的治疗过程中不断接受现实，重塑自我，探寻疾痛的意义。甲状腺癌介于普通疾病和通常意义上的"癌症"之间，让患者在恐慌的同时又有一点确幸，从而使得甲状腺癌患者呈现出特殊的疾痛体验。

基于此，本文以疾痛体验及其叙事为理论视角，以自身的体验和另外7位患者的访谈资料为基础，提出如下研究问题：甲状腺癌是怎样影响患者的日常生活？患者如何看待和理解甲状腺癌？患者如何在患病后构建新的自我？疾痛体验带给患者怎样的意义？

（二）文献回顾

1. 甲状腺癌

中国国家癌症登记处2015年统计资料显示，甲状腺癌总体发病率位于国内恶性肿瘤第7位（孙可欣、郑荣寿等，2019）。根据组织学，甲状腺癌可以分为分化型和未分化型，分化型甲状腺癌（differentiated thyroid Carcinoma，DTC）又可以分类为乳头状甲状腺癌（papillary thyroid carcinoma，PTC）、滤泡状甲状腺癌（follictalar thyroid carcinoma，FTC），以及一种起源于甲状腺C细胞的甲状腺髓样癌（medullary thyroid carcinoma，MTC）；未分化型甲状腺癌（anaplastic thyroid carcinom，ATC）是最不常见的甲状腺癌类型，恶性程度较高，预后较差。世界不同国家和地区的各类甲状腺癌的构成比例略有不同，但大体分布趋同，都以PTC最为常见，其次是FTC，MTC只占少部分。就甲状腺癌来说，最常见的分化型甲状腺癌患者的长期生存率高达 90%，特别是在得到早期诊断的情况下。虽然大多数甲状腺癌患者的预后都非常好，但癌症持续存在或复发的比率可能高达 30%，而且复发可能出现在初始治疗的数十年后。

许多学者都从甲状腺癌的流行现状出发，对甲状腺癌的流行病学特征及其影响因素作出分析（敖小凤等，2008；孙嘉伟等，2013；董芬等，2016）。从流行病学的相关特征来看，全球各地区和国家的甲状腺癌发病率总体呈现上升趋势（Ferlay J. et al.，2001）。从性别分布来看，大多数国家和地区女性的甲状腺癌发病率均高于男性，有超过 70% 的甲状腺癌患者是女性（应敏刚等，2005）。从年龄分布来看，甲状腺癌相对其他恶性肿瘤的发病群体较年轻，总体发病率基本随年龄增长而升高，有大约 2/3 的甲状腺癌在 20～55 岁之间被诊断，儿童及青少年甲状腺癌发病率逐年升高，与成人甲状腺癌相比恶性程度高、复发率高，但生存期较长（杜瑞等，2019）。

对于甲状腺癌的病因，医学界至今无法得出定论，但根据国内外甲状腺癌在地区、性别和种族分布中所呈现的差异率能推断一些可能的致病因素：首先是电离辐射，暴露于电离辐射是甲状腺癌一个比较明确的危险因素（WHO/IARC，2014）；其次是碘摄入量，有研究发现，在碘充足地区 PTC 的发病率升高，而在碘缺乏地区 FTC 的发病率升高（关海霞等，2001；Knobel M. et al.，2007）；再次是雌激素，甲状腺癌组织中有雌激素受体（estrogen receptor，ER）的表达，雌激素本身可能为促癌物（敖小凤等，2008），这在一定程度上也解释了甲状腺癌分布的性别差异；最后是遗传因素，约有 5% 的患者有相同类型的甲状腺癌家族史，家族性甲状腺癌比散在发生的甲状腺癌预后差（杨雷等，

2014）。

外科手术、放射治疗、化学治疗等都是目前临床上常用的甲状腺癌的治疗方式，但由于治疗疗程长以及疾病对患者的困扰，治疗方法、预后及家庭经济等因素对患者心理造成了极大的困扰，部分患者容易出现消极、焦虑、抑郁等负面情绪（周胜娥、王莹莹，2013）。

目前学术界对于甲状腺癌的研究集中在流行现状研究、致病因素分析、治疗过程的心理疏导、术后的服药依从性以及过度诊疗等方面，较多地将甲状腺癌及其患者放在客体地位上进行相关研究。

2. 疾痛叙事

在现代医学时代，"叙事治疗"最早起源于 20 世纪 80 年代的心理治疗领域，把治疗（therapy）比喻为说故事（storing）或重说故事（re-storing）。患者在叙述和重构自己故事的过程中"将问题外化"，并从问题中获得知识和力量，这所有的叙事过程就成为一种治疗，也即"叙事"扮演了治疗的主角（麦克·怀特等，2001）。1988 年，凯博文在《疾痛的故事：苦难、治愈与人的境况》一书中提出了医患沟通中的解释模式和疾痛叙事等概念。凯博文（1988）认为，疾痛叙事就是患者讲述的故事及其他重要事件的重述，从而使特定事件和长期病痛阶段保持连贯，个人的叙事不仅仅反映疾痛的经验，更能够表达症状与苦痛的经验。海登总结了疾痛叙事的五个意义：一是转变疾痛事件并构建一个疾病的世界；二是在罹患慢性病后重建患者的生活史；三是解释与理解疾痛；四是作为一种互动的策略来呈现或突出个人的身份；五是将个人经验转变为集体现象（Hyden，1997）。

"疾痛叙事"是以患者为主位的视角，以他们对疾痛的体验为主要依据，搜集和整理患者讲述与疾痛有关的故事。疾痛叙事强调病人的声音，为他们提供了一种有别于生物医学专家话语体系的表达苦难与经历的方式（Hydnl C.，1997），弥补了以往分析框架中缺少的关于患者感受的缺憾。疾痛所传递的疾病症状的意义只是它多重意义中的一种，疾痛天生具有叙事的特性（郑艳姬，2019）。

疾痛叙事既是疾病之于症状、文化、社会生活环境和个人情感的特定属性，也是处理疾痛意义的方法论，这种方法论在于设身处地地倾听、转译和诠释（Charon，2001）。

（三）研究方法

质性研究的方法是一种遵循自然主义的研究方法，研究者与被研究者在自然情境下通过深入访谈或参与式观察等方式进行互动，考察被研究者的日常生活过程与个人状态，了解被研究者的生活环境及其影响。本研究开展的基础是笔者自己就是一名甲状腺乳头状癌患者，具有相对复杂且漫长的治疗过程，所以对甲状腺癌的相关治疗及流程比较熟悉。基于此，笔者找到了另外 7 位访谈对象，通过适当的引导与深度访谈，在共情下探寻甲状腺癌患者的疾痛体验以及疾病之于他们的意义，从而建构一个疾痛的世界。

表 1 为访谈对象以及笔者的基本信息，其中姓名部分已遵照伦理守则进行了化名处理。

表 1　访谈对象基本资料

姓名	性别	年龄	职业	如何确诊	手术方案	术后	I-131治疗/次
鱼	女	37 岁	财务会计	体检	全切	半年	1
鑫	男	21 岁	学生	头晕，全面体检时发现	全切	7 个月	1
橙	女	29 岁	事业单位职员	体检	全切	2 年	1
超	女	30 岁	财务	体检	半切	1 年零 3 个月	0
乐	女	25 岁	采购助理	体检	全切	1 年	1
北	女	27 岁	产品运营	体检	全切	8 个月	0
琉	女	33 岁	公务员	体检	半切	2 年	0
畅	男	26 岁	学生	体检	半切	1 个多月	0
笔者	女	21 岁	学生	颈部有明显肿块	半切+全切	第一次术后 1 年半；第二次术后 1 年零 3 个月	2

二、人生进程的破坏

（一）疾病及治疗带来的后果

甲状腺癌在发现之前一般不会有太明显的症状，大多数患者发现疾病的方式都是体检。笔者虽然在确诊之前脖子上就有了较明显的肿块，但也没有明显的疼痛感和不适感。所以，甲状腺癌给人体带来的疼痛和不适主要表现为术后可能会出现的一些不良反应以及 I-131 治疗所带来的苦难体验。

甲状腺癌的手术不论是半切还是全切，采用的麻醉方式都是全麻，患者在整个手术过程中都处于睡眠状态，没有知觉。术后，患者可能出现喉咙水肿、声音嘶哑、失声等情况，如果在术中未伤及其他器官或组织，如甲状旁腺，那么上述情况都是暂时性的，会随着患者的逐步恢复而变得正常。以下是笔者第二次术后的疾痛叙述：

> 手术后醒来我躺在麻醉恢复室，因为气管插管的原因，我的喉咙特别痛，张嘴想说话但无法发出任何声音。回病房后，喉咙的疼痛还在持续。没过多久，可能是因为麻药反应，我的胃里好像有东西在翻滚，我开始疯狂呕吐，直到吐不出任何东西，不过确实也吐不出什么，因为术前是禁食的。第二次手术术后比第一次反应更加强烈，我觉得我全身上下的每一个细胞都很难受。术后要打点滴，护士当时拿了一瓶黄色的药水说会有点痛，结果是真的痛！那种痛感从我手背的血管出发，随着我的血液，直击我身体的每一处，我

感觉我痛到要爆炸了！后来放慢了流速，才没有了那种强烈的爆炸感，但我全身每一个细胞仍然充斥着疼痛。痛到根本睡不着，也发不出任何声音，只能一直忍受，直到这瓶点滴打完。

术后的喉咙水肿、发痒以及声音嘶哑、无法长久说话、说话吞音等情况是甲状腺癌患者普遍的术后症状，其他访谈对象还出现过疲惫、乏力、出冷汗、腿部抽筋、头晕等情况，但随着时间的推移，大家也基本恢复到正常水平。琉术后的不良反应则对她的生活产生了较为严重的影响：

> **琉：** 我术后快两年了，稍微大声说话嗓子都会痛，之后会哑，哼歌、唱歌到高音部分声音就会被吞掉。我生病之后一直在长胖，太尴尬了！我一直走在减肥的路上，却一直没有效果，甚至更胖了。别人说我是不努力、没毅力，对我印象也不好。我的药量一直不稳定，有段时间一个月胖了10斤，检查结果提示是药量不足导致甲减，加量后一个月又胖了10斤。再次检查，结果提示吃药已经吃到轻微甲亢了，少数人甲亢也是会胖的，让我挂内分泌科减重。大夫说要运动减肥。好不容易减掉几斤后，药量又不对了，我又长胖了。反复这样拉锯，我从超重变成了肥胖，同事、家人都觉得我没好好减肥。我特别想破罐子破摔，反正要是不运动离变成猪也不远了，不知道会胖成啥样。
> 本来我也不是身体很硬朗的人，术后每天都很累，羡慕那些精力旺盛的人，尤其是有个同事术后一星期就上班的。我那时还天天高烧不退，内分泌严重紊乱，皮肤像60岁，

经常上火发炎、起脓包、流鼻血，药量合适就好多了。

吃药副作用极大，优甲乐最大的症状是晕车，甚至会呕吐，改用雷替斯后好多了，但是睡眠不好，不是睡不着，就是醒得早，要不就是成宿做着累死人的梦。白天工作就得死撑，咖啡也不能喝。瘢痕增生严重，经常痒，总是刺痛，时不时就发作一下，让人受不了。

手术之后，一些分化型甲状腺癌患者会接受放射性碘消融治疗，即 I-131 治疗，也称为 PAI 治疗，目的是清除手术无法切除的分化型甲状腺癌细胞以及判断是否有转移到身体其他部分的甲状腺癌细胞。行 I-131 治疗后可能会出现头晕、恶心、呕吐、唾液腺发酸发肿、食欲不振等不良反应。I-131 治疗完成后，没有被残留甲状腺组织攫取的 I-131 会通过汗液、唾液、粪便和尿液排出体外，所以患者行 I-131 治疗后需要大量、不间断地饮水，同时食用维生素 C 咀嚼片，分泌唾液，保护唾液腺。由于 I-131 具有放射性，对正常人体存在一定的负面作用，故患者需要独自隔离并与旁人保持距离，即便住院的时候也不会和医生、护士接触。除了在 I-131 治疗后需要隔离以外，行 I-131 治疗前后都需要低碘饮食，同时，患者在治疗后的一个月内是没有味觉的，一个月之后才能慢慢恢复。

鱼：我感觉服完 I-131 之后的几天很难受，比我做手术期间还要难受。当时十分恶心、反胃，因为我们当时需要不停地喝水，闻到什么东西都很反胃，想吃又吃不下。我当时是在重庆隔离。在医院待了两三天后，我又在重庆隔离了三周，三周之后才出去和人接触。我自己一个人住一套房，自己都能闻到有很大的味道，包括上厕所排的尿液都需要多冲几次水。我觉得整个房子的药味很浓，辐射很强。

橙：在服完 I-131 之后的一周，感觉非常恶心、胃口不好，腮帮子还出现了麻木和肿胀的情况，还有就是大小便非常非常臭。出院以后，大概一个月左右，我是没有味觉的，刚开始我不知道，于是做菜的时候就放了很多盐，多到发苦的程度，我才反应过来是我没有味觉了。

对大多数患者来说，I-131 治疗比手术更加痛苦，它的治疗过程也更漫长，治疗前一个月就要开始准备，治疗后的隔离、低碘饮食也要两周，然后等着下一次复查，下一次复查前又要提前一个月开始低碘饮食、停药，然后才能做检查，最终的这个复查结果才能决定患者 I-131 治疗的情况，以及是否需要二次 I-131 治疗。行 I-131 治疗的全过程不仅仅会有身体的不适，还会有心理的不适和焦虑。因为自身携带辐射而被隔离于正常生活之外，以及漫长的结果等待，对患者而言，都是一种煎熬。

（二）人生计划的搁置

正如布里人生进程理论的核心论述，任何疾病都会构成破坏以及持续生命的中断（Bury，1982）。查默兹对此进行了进一步补充，他认为疾病可能会改变我们对变化事物的观念，而我们可能被迫改变计划和评估生活的设想（Charmaz，1992）。

鑫是一名即将毕业的大学生，刚好在考研期间生了病，"考前一个月才回到书桌前学习，20 多天的时间，我几乎是在抢救式复习，能看一点是一点"。鑫说道。但最终他还是没能考研成功，将在今年继续努力考研。

琉是一名基层公务员，在生病之前，她觉得自己还是有一点上进心的，也想在工作上有所提升。但生病后，她觉得自己"本来就少的一点上进心也没有了，公务员的很多晋升是和体检结果挂钩的。现在就普普通通过吧，也就是'不求上进'"。生病加上职业晋升机制的限制，琉在事业上想更上一层楼显得更加困难。

笔者因为手术和治疗，错过了好几次作业的截止日期，第一次 I-131 治疗后还要一边隔离一边参加线上考试，还因为第二次治疗延迟了半个月上学。哪怕只是看似微不足道的变故，都会让笔者产生被疾病扰乱计划的深深的无力感和落后于身边正常人脚步的焦虑感。

（三）终身伴随的时间监禁

由于甲状腺癌特别是乳头状甲状腺癌复发转移的概率较高，所以需要定期随访复查，大多数甲状腺癌患者都需要长期甚至终身服药，服药量需要根据甲状腺功能进行调整，防止出现甲亢或者甲减，所以对于甲状腺癌患者来说，这种伴随终身的时间监禁主要体现在两个方面：一是终身服药，二是定期复查。

甲状腺癌患者主要服用优甲乐，优甲乐的服用需要与早餐时间错开，服用完优甲乐之后至少要等半小时才能吃早餐，而且要与钙片、牛奶、豆浆等豆奶制品的摄入间隔约四小时，要与鸡蛋的摄入间隔一小时，否则会影响药效。

> **超：**我定了每天五点的闹钟提醒我吃药。我很爱喝咖啡，但因为奶制品之类的得服药后隔四个小时才能吃。我这

> 个人不知道是因为做财务还是怎样，有一点强迫症，我早餐一定要吃好，而且喜欢喝咖啡，所以我每天得早上五点吃药，八点半吃早餐，九点喝一杯咖啡。

甲状腺癌患者的服药量不是固定的，但也不是可以随意自行调整的，一般都需要在复查时抽血查甲状腺功能。甲状腺癌患者的复查时间在初期是一个月一次，各项指标逐渐稳定之后就可以间隔两个月、三个月、半年进行复查。配合服药和复查，不仅会影响患者的饮食习惯，还会导致其餐食上有所限制。琉说："生活方式基本没有大的改变，除了每次看见牛奶的时候会有点不知所措，毕竟早上喝牛奶是之前一直以来的习惯。"甲状腺癌患者生病之后，还需要对海带、海鲜等海产品节制食用，有时为配合放射性治疗，还需要采取低碘饮食。

疾痛总是在特定的生活轨迹中得以具体体现，无法与特定的生活环境相割裂（凯博文，2018）。布里（1982）认为，疾病作为一个破坏性事件，破坏了人们日常生活的结构及其作为生活基础的知识形式，也意味着人们需要接受疾病带来的痛苦、苦难甚至死亡等后果。甲状腺癌患者就不得不接受疾病带来的身心疼痛及其所导致的人生计划被打乱、终身时间的监禁、饮食习惯的改变。

三、疾病的隐喻

（一）疾病的隐喻与污名化

隐喻的核心是以某个事物或现象来理解和阐释另一事物或现

象，它可以帮助我们以诗意或修辞的方式洞察日常生活的结构，从而形塑我们的思维、体验和言说（Lakoff and Johnson，1980）。这样的概念隐喻致力于从日常生活的语言之中寻求理解社会生活的想象力，以更为直观或更具冲击力的方式去阐释我们希望理解的事物或现象（Landau et al.，2014）。在一些文化里，疾病不仅仅是身体病变的现象，它更具有超越生物性的符号意义。患病经历采用的是一种局内人的视角，是病人对疾病引起的身体不适的切身感受，是种种鲜活的经验，因而深受社会文化和个人经历的影响，甚至患病经历对每个人来说都是独一无二的（余成普，2011）。苏珊·桑塔格（2018）指出："疾病本身并不可怕，可怕的是我们看待疾病的方式，我们往往给疾病赋予了太多本不应当的隐喻、象征乃至污名。"甲状腺癌既有跳出其他癌症的"幸福癌"的隐喻和象征，也有作为癌症的共有的污名。

甲状腺癌之所以一度被认为是"幸福癌"，主要来自两个方面：一是从医学角度分析，甲状腺癌是所有癌症中恶性程度最轻微的癌，可治愈，预后好，存活率高，手术费用不高，对工作和生活不会产生太大的影响。二是从保险的角度，当甲状腺癌仍属于重大疾病范畴时，买了商业保险的患者可以获得很高额的赔偿。在访谈的患者中，鱼获得了保险公司一次赔付的11万，鑫获得了20万赔偿，北也有公司和自己买的商业保险的赔偿。但由于甲状腺癌相比于其他癌症，病情好很多且易存在持续复发的情况，导致理赔率过高，所以很多保险公司希望将甲状腺癌剔除出重大疾病范围。

在访谈中，大多数访谈对象也谈到了这个问题。鑫说："这个癌症类型不致死，已经是最大的幸福了。"橙在住院的时候，朋友告诉她甲状腺癌只是一个类似"严重的感冒"的病，治好了就没事了。超说："我一直都不是很在意这个病，我真的觉得蛮幸运的，如果和其他疾病相比的话。"琉说："我得的是最坏里边最好的病，我还能活很久很久。"

由于癌症的肆虐，且恶性肿瘤的死亡率非常高，人们有"谈癌色变"之感，这是人们基于他们对死亡率高、治疗痛苦的大多数癌症的惯常和刻板印象。橙就实实在在地受到了癌症污名化的伤害。她生病之后，男朋友的家人逼迫他们分手，尽管医生一直对患者及其家属宣称，甲状腺癌不会有什么后遗症，也不会对生活造成很大影响。但作为普通人，他们仍然以惯常的、带有偏见的眼光，只看到了"甲状腺癌"中的"癌"。

> 橙：他说他父母去网上查了一些资料，问了身边的一些医生，说我这个病会影响后代、影响生育，也可能会影响寿命。他们就觉得，家里就这么一个儿子，搭不起。又怕我像他们那个隔壁邻居。那个邻居身患癌症，整个人非常消极、颓废。他们就觉得我以后会变成那个样子，他们不能接受。

（二）瘢痕的烙印

作为隐喻的疾病首先是身体缺陷的外在表征（龙艳，2019），身体作为自我的代表，往往彰显着个人的外表伦理和审美。在推崇外表专制的景观社会中，身体应是光滑、漂亮、年轻、符合潜标准且引人注目的，所以任何由器官功能异常引起的不正常的身体现象如瘢痕等，都将被视为污点（大卫·勒布雷东，2010）。甲状腺癌患者的手术方式有传统切入和镜腔切入两种。本研究包括笔者在内的所有患者均采用传统切入的方式，脖子上会有一条明显的瘢痕。

鱼在生病后的一段时间陷入了交友恐慌，到了露脖子的季节就会觉得很不舒服，不愿意出门，不愿意和别人交往，害怕别人用异常的眼光看自己的瘢痕。但随着时间的推移，瘢痕逐渐淡去，鱼就不再那么在意别人的目光了。橙也比较介意脖子上的瘢痕，平时会用项链和丝巾遮挡，她不戴饰物的时候，还碰到过有人问她是不是自己割伤自己了。乐的瘢痕出现增生且颜色加深，"看上去像被抹了脖子一样"，她担心露出来会吓着别人，她为了祛除瘢痕做过锶90敷贴治疗，结果反而把瘢痕周围的皮肤弄得色素沉着了，现在在尝试中医药治疗。北的瘢痕也增生了，她平时出门会贴美皮护，希望瘢痕能够淡一点。

> 琉：我的瘢痕增生很严重，试过很多办法都不行。生活，先"生"才能"活"，能活着最重要。我父母特别介意，他们三令五申不许我对外说自己得病，要我把瘢痕盖住。其实他们介意的不是瘢痕而是病，是别人的看法，其实就是怕我因此嫁不出去。

琉的父母对疾病和瘢痕的态度以及坚持让她早日结婚生子的愿望让琉有些无可奈何，她觉得父母的爱太沉重了，偶尔会因为大家意见不合而情绪不好。琉的父母在家属访谈时提到最难照顾的就是患者的情绪，"虽然她大部分时间都和没事人一样，偶尔因为病遇到挫折时会情绪崩溃，这个时候安慰并不能起到作用。照顾她的情绪太难了，有时候出发点是好的，可是双方没办法接受，于是大家一起难受"，琉的父母在访谈中如是说道。由于瘢痕和疾病的污名化，使得琉的父母担心女儿的婚姻，担心女儿会被人瞧不起。

甲状腺癌表现出的身体缺陷——瘢痕常常会导致患者接收到他人异样的眼光和啼笑皆非的解读，而患者也有各自关于疾病隐喻和瘢痕缺陷的理解和斗争。

四、重构自我的经验

（一）疾痛的认知

几乎所有文化的治愈观都将患者引向对挫折和困惑问题的关注，由此，作为人类苦难经验的疾痛问题向病人提出了"为什么偏偏是我"的基本问题（凯博文，2018）。疾病的突如其来和未知的恐惧叠加，让患者对疾痛的认知产生茫然的心理。癌症患者对癌症的治疗理解有限，而他们对治疗的理解和期望可能与提供护理的临床医生不一致（Snell L. et al.，2010），笔者在整个治疗中有过两次较大的情绪崩溃，都是来自于与医生对疾病认知的不一致。以下为笔者自述：

得知第一次术后的复查结果有问题时，犹如晴天霹雳！我从震惊到不相信到崩溃，怎么可能才做完手术三个月就复发转移了呢？我当时坐在床上，眼泪止不住地往下流，怎么又是我呢？怎么这么快就复发转移了呢？我甚至萌生了不想再治的消极想法。第一次手术的医生和我说癌变位置比较小，不好做穿刺，我甚至头脑发热，问医生要不干脆等它长大一点再做。我当时真的很不愿意面对复发转移需要再次手术的事实，只想逃避。我想过会复发，但没想到会这么快。

我可以接受它在以后复发，但真的没办法接受在我上一次手术瘢痕都没完全愈合的情况下又要来一刀。总之，我固执地坚持不该是现在。

后来，第一次 I-131 治疗的结果复查是在开学前两天去做的，我当时已经买好了返校的车票。说实话，我根本没想过万一复查结果不好这个结果，我当时有多么坚信复查结果是好的，在得知结果不好需要二次治疗时就有多么崩溃！我坐在医院门口的台阶上嚎啕大哭，觉得人生没什么意义了。我不明白这个病为什么要永无止境地折磨我！我不明白为什么别人嘴里的"幸福癌"到我这里却一而再再而三地过不去！明明我已经接受了这个疾病会带给我终身吃药和定时复查的后果，但生活总是给我当头一棒！可我当时除了哭，没有任何办法，哭完还是得去办理住院然后治疗。

其实第一次手术之后的病理结果就显示，笔者的癌细胞是比较容易转移的，医生不能保证日后不会复发转移。但周围所有人都告诉笔者，这是一个很容易治疗的病，所以笔者觉得即使要复发，也应该是几年后的事情。在做第一次 I-131 治疗之前，医生也告知过笔者，很多人并不是一次治疗就能治好，而且笔者当时是同一批次的十几个人中唯一一个高危病人，但笔者依然因为自我感觉良好而选择忽视和逃避，从头到尾都过于乐观。于是当现实与现象不符时，笔者大受打击。"为什么会是我"这种想法在两次意想不到的病情转折时尤为强烈，笔者甚至细数过从小到大是不是做过什么伤天害理的事才会落得如此下场。

畅的手术是去当时高中学校对面的肿瘤医院做的。高中时他天天路过这家医院，没想到长大了却以患者身份住进那个熟悉又陌生的医院，畅的心里很不是滋味。畅觉得自己的身体一向很好，比同学们都睡得早，睡眠也很好，还经常运动，他想不通为什么自己会得癌症，他直到现在还是会有这种想法。

（二）疾痛的归因

在经历了获知疾病的短暂的崩溃和迷茫之后，患者会对整个患病过程进行复盘整理，抛开医学判断的标准而对疾病进行重构。患者一般会总结疾痛的归因，大部分患者对此会有三种主要的解释：个人特质、应激事件和运气。

大多数持个人特质观点的患者都将疾病的发生归结为个人生活习惯不好、焦虑、压力和情绪压抑等因素。鑫患病时正值大四考研，学习压力很大，生活方式不太健康——喜欢吃油炸和垃圾食品，作息不规律，喜欢熬夜，同时又很容易想太多，他认为是这些因素导致了自己最终生病。乐觉得自己是一个比较能隐忍的人，情绪不爱外露，甲状腺癌可能是自己憋出来的病。琉觉得自己生病的原因是因为工作生闷气，情绪堆积后又没能得到很好的排解，在一些问题上容易钻牛角尖。

鱼接受过一个中医的问诊，中医对她生病原因的诊断是她饮食过于辛辣。鱼对此并不赞同，她认为自己的饮食是比较清淡的，而且极少外出吃饭。鱼在一所中学做财务工作，她认为自己生病是由于工作上突发的财物被盗事件导致的。

> **鱼**：我自己觉得我生病的原因可能主要源于我的工作，因为我们学校人比较多，财务工作也比较繁重。因为我们学校是一所县级的重点中学，我们随时要面临上级的检查。一来财务工作比较重，二来去年单位在财务上发生了被盗案

件，而我又是直接经办人。发生了这个事件后的一个多月的时间里，我整夜整夜睡不着，睡眠状况和睡眠质量都非常不好，由此可能导致了我那段时间内分泌的失调。我觉得这是我后面甲状腺结节出问题的重要原因。

笔者和橙都纠结过"为什么会是我"这一问题，最后无法想出答案，只得将疾病归结为运气。橙说："可能刚好就到我了。"笔者是一直运气都不太好的，不好的事情发生得多了，也就默认是自己运气不好，得不到解释的病因也用"运气"来解释。畅在术后甚至检测了家里的辐射值，回想了小时候做过的彩超，还考虑了饮食、激素等方面的问题，基本所有可能导致甲状腺癌的因素都考虑了，最终也没能得出确切的答案，所以他也开始试着接受别人所说的"运气不太好"。

（三）在疾痛中重构自我

甲状腺癌表现出轻微性和可治愈性的特点，使得甲状腺癌患者经常使用对比的方法来实现自我重构，通过与以前治疗条件较差时的患者的纵向比较，以及与患有其他恶性疾病的患者的横向比较，使自己能够顺利接纳"生病的自我"。在这一过程中，患者会将自己从"苦难者"向"幸存者"转化。在访谈中，很多访谈对象都认为得了甲状腺癌是不幸中的万幸，是一件相较于其他患者而言更幸运的事。

> 超：我始终觉得，相比于其他的病，我得这个病真的是很幸运了，因为我妈妈身体也不是很好嘛。我觉得相比于其他病，我这个病只是需要一辈子吃药而已，已经很幸运很幸

运了！

　　琉：前段时间复查时我碰到一位病友，半切把一侧喉返神经切掉了，现在复发了，手术的话只能把另一侧也切掉，其他方案他的家庭也负担不起。他说不能说话，活着也没啥意思了，孩子看样子才五六岁，啥也不懂。看看他，我觉得自己很幸运，工作不错，病发现得早、治得早，得的是最坏的里边最好的病。我还能活很久很久。我也没有大的理想，活着就挺好。

　　患者通过与身边亲人的真实案例以及病友的案例的对比，认为自己相比于其他人已经很幸运了，从而更好地理解和接纳患病的自我。

　　相比于自我，个人身份（identity）更加外在化，是个体与他人在社会中互动和交往的角色（涂炯，2017）。大多数患者都存在至少两种角色，即正常人和病人，甲状腺癌患者会努力弱化自己的病人角色，尽可能地不让病人角色影响自己的正常生活。例如，超不会因为患病放弃自己喝咖啡的爱好，所以她设置早上五点的闹钟准时吃药，早餐就可以依旧精致。鑫并不认同大多数病人所说的不能吃海鲜，他觉得影响不大，除了早餐的限制，疾病没有影响他日常的饮食。笔者除了服药和复查期间，其余时候都不会把自己当作病人。

五、疾痛意义的赋予

（一）疾痛治愈的关键

甲状腺癌能够治疗和治愈的因素是多方面的，首当其冲的是专业力量的赋能，疾病的治愈离不开医院和医生的努力，还有医疗器械水平的进步。笔者两次手术和两次治疗先后去过三所医院，遇到的所有医护人员都十分友好且负责任。值得一提的是笔者第一次手术的主刀医生朱医生，他算是笔者的师兄，平时有任何关于病情的疑问都可以随时向他咨询，对于甲状腺功能复查等简单项目，笔者还可以直接向朱医生线上微信问诊。超问诊的医院为了方便患者，也开通了手机小程序远程开单和线上问诊的服务，大大节约了患者挂号排队的时间。关于医疗器械，有学者通过研究发现，包括高收入地区在内的许多国家的甲状腺癌发病率呈上升趋势，其发病率的上升与影像学检查、超声检查和活检的增加有关（Zhai Mimi，2021）。大多数甲状腺癌患者都是经过彩超、活检穿刺等步骤来确认病情的，技术的进步使得疾病的信息能够更加准确地被医生获取。

其次是资料获取途径的多样化，很多时候，患者是因为未知才感到恐惧。在访谈者中，多个患者在等待最终确诊结果之前就已经通过各种途径了解到了疾病的相关信息，最后也就能相对容易地接受和理解病情病症，如鑫、超、乐、北、琉、畅。他们获取资料的途径包括百度、知乎、小红书、贴吧、微博、B站、微信公众号以及一些病友群，通过这些途径，不仅可以得到甲状腺癌的相关科普知识，同时也能和同病相怜的病友进行交流，获取经验。北通过身边做过甲状腺癌手术的同事和朋友了解到了比较好的医院和医生，同时在手术方案的选择上也下了不少的功夫，多途径的资料获取让北对自己的病症和治疗方案有了较好的判断。

> 北：当时，在手术方案的选择上我是犹豫了比较久的，甚至还做了一个 excel 表。我把头部的几家医院的线上的号都挂了，包括中国医学科学院肿瘤医院的张宗敏教授、四川大学华西医院的朱精强教授，还有上海肿瘤医院的吴毅教授，反正这几个头部医生，我都去挂了他们的号，把我的情况给他们讲了一遍，除了张宗敏教授之外，都建议我去做全切。

最后是社会网络的支持，从国家和社会角度来看，亚太地区的甲状腺癌的高发率与国家积极推广癌症筛查项目有关（Zhai Mimi，2021），癌症治疗秉持着"早发现、早治疗、早预防"的原则。在访谈中，绝大多数访谈对象都是在体检中发现了甲状腺的异样，及时发现并治疗能够促进疾病的良好预后。除此之外，还有经济上的支持。在国外，经济负担是影响甲状腺癌预后的重要因素，即使在有医疗保障的患者中也会发生，这表明甲状腺癌对一般人群的影响较大（Ramsey S. et al.，2013）。而我国的全民医保政策、公司的职工医保、学生的学校医保，都为患者的治疗减轻了很大一部分经济负担。访谈对象大都使用了不同类型的医保或是保险，疾病并未给他们造成较重的经济负担。从个体角度来看，患者的家属、朋友、同事、同学的问候和帮助也是患者能够治愈的关键因素。鱼生病之后，学校领导延长了鱼的病假，期间还主动到鱼家里探视，还在鱼恢复上班后减轻其工作负担，以利于鱼身体恢复。橙生病住院的时候，朋友每天都来找她聊天，给她讲各种搞笑的事情，让橙保持心情愉快。除此之外，疾病治愈最重要的是那个敢于直面疾痛和苦难的自己，超和畅都在"整个治疗过程中想感谢的人"选项中选择了自己，感谢那个勇敢、乐观、不放弃的自己。

（二）重新思考

甲状腺癌就像鑫所说的那样："偏偏是最轻微的癌症，让你有种劫后余生的感觉，这也许就是生命的波澜吧。"甲状腺癌猝不及防地打断了患者的人生进程，却又没有完全将患者推入死亡的深渊，让患者在庆幸的同时意识到生命和健康的重要性。当笔者在访谈时问到受访者对未来的期许时，他们是这样回答的：

> **鱼**：通过这次生病，让我意识到没有比健康更重要的事情了，其他一切都是浮云。希望自己家庭幸幸福福的，孩子健健康康的，工作上也不需要非得谋求个一官半职，非要较劲。最重要的还是把身体保养好，一家人健健康康的就好了！

> **超**：未来的期许啊，就希望活得久一点吧！

> **北**：工作不要那么累，多点运动，然后身体健康就可以了。身体健康是"1"，其他所有的工作或是其他，都是在"1"之上增加的，如果没有"1"做基础，其他都是"0"。

畅因为生病开始重新思考人生的意义，对自己的人生规划有了新的想法：

> 这种经历让我开始思考一些哲学问题：我该如何规划我的一生？我怎样生活才是有意义的？我想趁着我还活着，做一些自己喜欢的事情，让自己的生命不留遗憾。我在和我妈妈商量，想在研究生毕业后，花两年的时间去到处旅游看一看，但我妈妈认为我还是应该在毕业后踏踏实实工作，所以到现在我和我妈都存在分歧。但就我个人而言，我觉得既然来世界走一遭，就应该去世界上走一走。

（三）活在当下

"活在当下"是现代型思潮主倡的首要议题，支持该观点的学者们普遍认为，人们只有活在当下，才能获得幸福感、真实性和首要的自由（牟岱等，2016）。埃克哈特·托利（2009）在《当下的力量》一书中阐明了这样一个道理："过去的不会再回来，总有人不肯放下；未来的还没有来到，我们除了臆想别无他法。因此，当下是我们能拥有的唯一东西，所以我们应该活在当下。"

进入一个病友群，会发现有不同性别、不同年龄段、不同职业的病友在群里分享自己的经验，他们积极乐观、快乐生活。提到病友群，北是这样说的："其实大部分的病人，心里面最难过的是'我这个到底是不是一个大病''我到底能活多久'，其实大家都会有这个恐惧。而到了病友群会发现，不论是50岁的大姐，还是刚刚上大学的十几岁的妹妹，都会遇到这样的问题。那其实要做的就是找一个好医生积极地治疗，认真地锻炼，合理调整自己的饮食，正常生活就好。"正常积极地活在当下就是最棒的状态！

六、结语

本文基于自我疾痛体验以及田野访谈资料，从疾病对人生进程的破坏、疾痛的隐喻、重构自我的经验和疾痛意义的赋予四个方面对甲状腺癌患者的疾痛叙事进行了研究。疾痛破坏了患者正常的人生节奏，给患者带来了身体和心理的苦难与折磨，伴随患者的是服药、复查、饮食限制等终身的时间监禁。甲状腺癌作为区别于其他重大癌症的恶性程度轻微的癌症，带有双重隐喻和象征，既有以特殊性突出的"幸福癌"的代称，又会受到共性的癌症的污名化。患者对疾痛的认知从茫然无措到复盘归因，最终在与其他疾病和病人的对比以及对疾病的个性化适应中重构自我、接受自我。疾痛赋予了患者更多生命的意义，疾痛的治愈是多方共同努力的结果，疾痛带来的苦难让患者更加珍视身体和健康，也唤起了患者对人生追求和人生意义的重新思考，最后让患者懂得抓住当下。每个人的疾痛故事都充满着个体色彩，疾痛在各自的人生历程中掀起一阵波澜后又归于平静，人生在被短暂地打断后仍将重新启程，这就是甲状腺癌对于患者的意义。

参考文献

[1] 阿瑟·克莱曼，克兰曼. 疾痛的故事：苦难、治愈与人的境况 [M]. 方筱丽，译. 上海：上海译文出版社，2010.

[2] 敖小凤，高志红. 甲状腺癌流行现状研究进展 [J]. 中国

慢性病预防与控制，2008（2）.

［3］麦克·怀特，大卫·爱普斯顿. 故事·知识·权力：叙事治疗的力量［M］. 廖世德，译. 台北：心灵工坊文化事业股份有限公司，2001.

［4］牟岱，张岩. 超越"活在当下"的现代性自由困局：论马克思社会时间观与人的自由［J］. 国外社会科学，2016（3）.

［5］桑塔格. 疾病的隐喻［M］. 程巍，译. 上海：上海译文出版社，2018.

［6］孙可欣，郑荣寿，张思维，等. 2015年中国分地区恶性肿瘤发病和死亡分析［J］. 中国肿瘤，2019，28（1）.

［7］涂炯，钟就娣. 食管癌患者的身体、自我与身份［J］. 广西民族大学学报：哲学社会科学版，2017，39（1）.

［8］王芷彤. 激励式护理在甲状腺癌手术患者中的作用［J］. 临床医药文献电子杂志，2020，7（48）.

［9］文澍. 向死而生：终末期肾病患者的疾痛叙事和意义赋予［D］. 湖南师范大学，2020.

［10］余成普，廖志红. 甜蜜的苦难：1型糖尿病人的患病经历研究——兼论慢性病的人类学研究路径［J］. 开放时代，2016（4）.

［11］周胜娥，王莹莹. 人文关怀干预在治疗甲状腺癌中的作用［J］. 中国医学伦理学，2013，26（1）.

［12］BROEKHUIS J M, LI C, CHEN H W, et al. Patient-Reported financial burden in thyroid cancer［J］. Journal of Surgical Research，2021，266.

［13］CHARMAZ K. Loss of self：a fundamental form of suffering in the chronically ill [J]. Sociology of Health & Illness, 1983, 5 (2).

[14] DHILLON V K, KARCIOGLU A S, BLOOM G, et al. What the thyroid cancer patient wants to know: ThyCa survey by the American head and neck society endocrine surgery section [J]. Head & Neck, 2020.

[15] HYDEN L C. Illness and narrative [J]. Sociology of health and illness, 1997 (1).

[16] LAKOFF G, JOHNSON M. Conceptual metaphor in everyday language [J]. Journal of Philosophy, 1980, 77 (8).

[17] LANDAU M E, ROBINSON M D, MEIER B P. The power of metaphor: examining its influence on social life [M]. Washington: American Psychological Association, 2014.

[18] BURY M. Chronic illness as biographical disruption [J]. Sociology of Health & Illness, 1982, 4 (2).

[19] ZHAI M M, ZHANG D, LONG J H, et al. The global burden of thyroid cancer and its attributable risk factor in 195 countries and territories: a systematic analysis for the global burden of disease study. [J]. Cancer Medicine, 2021, 10 (3).

[20] SHELL L, MCCATHY C, KLASSEN A, et al. Clarifying the expectations of patients undergoing implant breast reconstruction: a qualitative study [J]. Plast Reconstructive Surgery, 2010, 126 (6).

死亡教育与青年成长

施依含　李尚勤　陈　昱　彭敬阳

一、引言

对于人类来说，死亡是不可避免的。许多对不同文化共同体的死亡仪式的研究都表明，不论古今中外，不同文化群体都有着对死亡进行解释的独特文化和在生命末期举行仪式的风俗传统。这些仪式起着死亡教育的作用，是使临终者及其家属在其生命的最后阶段，处理好社会关系、减轻心理负担和获得灵性关怀，进而能够积极面对死亡、减少痛楚的重要手段。

然而，现代医学技术的发展和进步使得人类的寿命得以大大延长，但是现代医疗普及也改变了人类疾病谱。对于慢性病、癌症、艾滋病这些不可治愈的疾病，以及长期处于病痛中的老年人，临终痛苦的过程可能因死亡过程的延续而延长。这种临终痛苦包括患者身体上的疾痛，也包括患者及其家属在长期治疗中面临的心理痛苦。2015 年底，经济学人智库对全球 80 个国家和地区进行调查后发布了《2015 年度死亡质量指数》报告，其中中国大陆在"死亡质量指数"调查中排名第 71 位，这一结果表明中国大陆人口的死亡质量有待提高。另外，根据国家统计局的数据，2015 年，中国人口的平均预期寿命达到了 76.34 岁；中国2017 年、2018 年的死亡人数分别为 955 万和 988 万（国家统计

255

局，2018）。根据我国人口老龄化社会的发展趋势和人口死亡状况，我国人口死亡质量还有庞大的提升空间。提升死亡质量的关键就在于正确认识死亡，即健康的死亡教育。

在目前国内学术界的讨论中，常常将死亡教育与生命教育混用，且不分别加以阐释。总的来说，生命教育的内涵最为丰富，不同国家根据各自国情调整生命教育的目标和含义，因此学界对生命教育概念的定义不尽相同。中国学者冯建军（2006）对生命教育的五大取向作了分类总结，将生命教育归为身心健康取向、生死取向、伦理取向、宗教取向和社会取向五类。相比生命教育，死亡教育的含义更为明确，目前被广泛接受的有两种提法。其一是由美国学者本斯利（Bensley）在 1975 年率先提出的，在他看来，死亡教育是一门讨论生命和死亡关系的教育历程，这段历程包括对宗教和更广义文化中死亡及濒死的了解（Bensley et al.，1975）。其二是由库尔利切克（Kurlychek）提出的，他认为作为一段历程的死亡教育可以增强个人对死亡的觉知。死亡教育是一种具有结构性的课程，它能够帮助受教育者正确认识生命和死亡的意义并将它们统整在个人的日常行为和生活中（Kurlychek，1977）。生死教育是死亡教育和生命教育本土化的结果，最早由中国台湾地区的学者提出，而后传入大陆，得到了大陆学者的认同。"生死教育"一词从台湾传播到大陆之后也得到了一些学者的赞同。生死教育的提法顺应了中国文化传统（宋晔，2003），一定程度地拓展了死亡教育讨论的边界，但仍保持着超越生死恐惧，并将恐惧转化为生命动力的核心（张淑美，2005）。在我国学界，生死教育是死亡教育的另一个称呼，取狭义生死教育的含义（刘香东，2008）。但实际上，死亡教育、生死教育、生命教育等之间并没有分明的概念界限。

为了揭示被遮蔽的死亡讨论，更明确地展示死亡教育的讨论对象和内涵，本文采用"死亡教育"这一概念。那么，目前中国死亡教育的开展情况如何，如何结合多元文化差异将死亡教育落到实处，则是我们需要重点思考并提出解决方案的核心问题。

二、死亡教育实践的发展探析

（一）西方死亡教育发展简析

美国是最早开展死亡教育的国家。1963 年，美国学者罗伯特·富尔顿（Robert Fulton）在明尼苏达大学正式开设了第一门"死亡教育"课程（周士英，2008），将死亡教育引入大众视野。美国死亡教育的推广经历了三个阶段：第一阶段，知名学者提出死亡教育的概念，提出死亡教育的重要性和意义，引起政府和社会的重视；第二阶段，创立死亡教育专业组织，如"死亡教育与咨商协会"，创建相关学术期刊，主要有由明尼苏达大学编印发行的《死亡与临终》（*Omega：The Journal of Death and Dying*），以及由佛罗里达大学编印发行的《死亡教育杂志》（*Journal of Death Education*），为死亡教育的传播奠定了学术基础；第三阶段，推展死亡教育实务工作，相关课程覆盖学生、医务工作者、社会服务机构。现今，死亡教育在美国已发展为普及范围十分广泛的社会性教育体系（王云岭，2020）。

自 20 世纪 60 年代开始，死亡教育在西方国家不断普及和发展，实践形式越来越丰富，在面向不同利益相关人群时有所区别。例如，面向学生的整个学期的课程或深入各学科中的教学单元，面向专业人员如医护人员、悲伤顾问、临终关怀社工所组织的短期研讨会或工作坊。这些实践形式通常对教学目标、内容与观点的选择、教学方法、教师能力以及教学评估有着明确规划，具有很强的体系性。在面向社会公众开展死亡教育时，以谈话、分享为主要教学环节的互助社区、"死亡咖啡馆""死亡博物馆"等形式，具有更强的灵活性、趣味性和传播性。除此以外，死亡体验活动也是死亡教育的一大重要形式，如遗嘱书写、躺棺体验等，以亲身预演死亡的方式给学习者以对死亡的深刻感受和启迪。各类以文学艺术形式向儿童解释死亡的优秀图书、绘本与影片也相继问世，为死亡教育提供了丰富的学习材料，如美国作家利奥·巴斯卡里奥所著的《一片叶子落下来》、法国作家玛丽·阿丽娜·巴文所著的《汤姆的外公去世了》、由美国皮克斯动画工作室所创作的《寻梦环游记》等。

（二）中国死亡教育的雏形

受东亚文化"忌谈生死""避讳死亡"等文化观念的影响，死亡教育在东亚地区的推进与普及遭遇了一定的困难。在中国，台湾地区率先开启了关于死亡教育的讨论，提出了"生死教育"这一死亡教育在东亚文化环境中进行本土化的概念。1999年，台湾学者傅伟勋在《生命的尊严与死亡的尊严》一书中提到"生死学"一词。当时美国的死亡教育传入中国台湾地区，然而台湾教育部门认为死亡教育触犯了中国文化对死亡讨论的禁忌，不符合台湾的社会文化状况。生死问题本就一体两面、相互关联，两者无法单独偏向其中之一。加上为了呼应当时风靡一时的《生命的尊严与死亡的尊严》一书中被大家熟知的"生死学"一词，在1998年的《生死教育手册》中，"死亡教育"正式被替换为"生死教育"。中国台湾地区小学中有关生死教育的内容，包括"生命的旋律"和"温馨你我他"。在"生命的旋律"教学单元中，老师向学生讲解有关生命起源的问题，以及生命的成长、生病、个体的衰老和死亡等现象。在"温馨你我他"教学单元中，则主要是学校组织学生到养老院、孤儿院等机构参观访问（台湾地区生死教育的现状，2006）。

同样出于对谈论死亡的忌讳，中国大陆的死亡教育被长期忽视，死亡教育发展缓慢。有感于中国逐步进入老龄化社会、癌症发病率不断升高、青少年自杀现象增加以及社会恶性伤人事件频发等现状，2017—2021年的全国"两会"上，全国人大代表、北京大学肿瘤医院主任医师顾晋都在提案中建议在中小学开展死亡教育。顾晋认为，死亡教育可以以逆向方式阐述生死关系，加深人们对自身生命价值的领悟，树立正确的人生观、价值观，使之更加珍惜生命，降低恶性事件的发生。但与发达国家成熟、系统的死亡教育相比较，中国的死亡教育理论和实践仍处于初级探索阶段，教育内容、教学方式及模式都有待进一步提高（新京报，2019）。

（三）中国生死教育实践现状

回顾历史，中国大陆的死亡教育于20世纪末从台湾地区引入，最先以学期课程的方式在高校得到试验。段德智教授从1986年起在武汉大学开设"死亡哲学"选修课程，颇有影响（王云岭，2020）。此后，王云岭、邹宇华与广州大学教授胡宜安分别开设死亡教育课程。目前，华中师范大学教授杨足仪、北京大学教授王一方分别开设了死亡哲学、死亡探讨类课程，北京师范大学、哈尔滨医科大学、南昌大学等高校也开设了相关课程（张文静，2017）。网课平台的发展让高校教学资源得以共享，山东大学医学院副教授王云岭在慕课平台上开设了一门"死亡文化与生死教育"选修课，广州大学教授胡宜安在慕课平台主讲"生死学"，作为国家精品在线开放课程供学生和社会大众选修。但总的来说，明确将死亡教育作为课程开设的高校并不多，而且都是选修课；内容上一般包括对死亡教育概念的介绍、生命的本质和意义、死亡与濒死体验、有关死亡的特殊话题（自杀、安宁疗护、安乐死等）、殡葬文化、悲伤辅导，大致涵盖了前文所提到的死亡教育的全部内容。

1. 面对中小学生的死亡教育实践

在中小学，死亡教育议题没有在近年来开设的生命教育课程中得到重视，由于严重的死亡避讳的存在，作为生命教育重要组成部分的死亡教育整体发展缓慢，尤其是在中小学阶段，儿童死亡教育基本缺失（曹坤明，2017）。王定功、袁卫星主编的《共克时艰　健康成长——新型冠状肺炎疫情防控背景下的生命教育》一书，以故事案例与技能训练相结合的方式为疫情下的生命教育提供了指导。该书虽被称为生命教育，但更多的是在新冠肺炎疫情的背景下指导幼儿园、小学、中学学生学习病毒知识及其防护技巧，如何合理安排居家生活、缓解焦虑情绪，以及了解新冠肺炎疫情期间的伟大事迹，医护人员、平民百姓的牺牲，更多的是发挥防疫科普与思想品德教育的功能，并未有专门探讨死亡与如何应对死亡的内容。该书未能把握新冠状肺炎疫情这一进行死亡教育的良好契机，在一定程度上说明了国内死亡教育目前存在的另一局限之处：中小学在对死亡教育和生命教育关系的认识上存在误区。兰霞萍（2020）认为，由于死亡教育与生命教育的含混与互用，死亡教育概念内涵阐释不清，对死亡教育的分类及其特性缺少深入思考，较大程度上阻碍了死亡教育理论与实践研究的推进。

2. 面向医护工作者的死亡教育实践

由于安乐死和临终关怀是死亡教育的关注重点之一，各类死亡教育活动也在医疗行业和医学院校展开，旨在让医护人员对死亡有正确的态度和认知，具备死亡教育的知识和技巧，为患者、家属提供专业性的支持和照顾，从而帮助患者减轻对死亡的恐惧，提高患者的临终生命质量。但目前医学院开设死亡相关课程的内容涉及认知、情感和技能，教学内容多样但散在，课程有待整合（杨旻、朱雪娇，2021），教学方法以讲座、课堂教授为主，导致死亡教育过于理论化（王蒙蒙等，2020）。近年来，针对医护人员开展死亡教育的相关创新也不断以方案设计的形式提出，经实践证明在改善死亡相关态度等方面起到正向作用。这些创新教育方案一般采取小组/小班教学的形式，除了单纯的语言传授外，还强调教学过程中的交流、互动和自主学习。例如，运用于高职护士生死亡教育中的互动式死亡焦虑舒缓工作坊，通过知识讲授、案例呈现、自学讨论、成果汇报、总结提炼、体验分享六大模块来组织展开；运用主动学习原则，开展生与死的教育与讨论，介绍死亡的信仰体系和死亡焦虑的缓解策略，通过真实的病例讨论死亡，并邀请临床护理专家和心理专家进行心理辅导。

3. 面向社会大众的死亡教育实践

除了由专业教师和机构主导的针对在校学生、专业医护人员等特殊人群的死亡教育，近年来，由社会组织推广的面向广大社会群众的死亡教育以多样的实践形式和面貌越来越多地出现，虽然是星星之火，但对推进针对全社会的死亡教育科普发挥着重要作用。主要形式有：原创视频和纪录片、体验式活动、分享交流会。

原创视频和纪录片便于在网络平台传播和重复观看，将死亡教育内容融入生动的故事当中，具有吸引力，发人深省。优酷最具影响力的原创视频节目《飞碟启示录》发布过《你所见过的人，都会经历一场死亡》一则视频，运用动画故事、音乐的形式，将人引入死亡的情境，探讨中国人的死亡观念、如何面对他人的死亡、生者如何看待自己的死亡等问题，激发观众对死亡的思考并以对话问答的方式输出观点，对观众进行了一场生动的死亡教育。纪录片《生命里》真实记录了上海临汾社区服务中心舒缓疗护区和迎博社区卫生服务中心的40多位临终者的最后时光，真实展现了临终者、护士、社工、志愿者、家属在面对死亡时各自的感受和想法，有力地唤醒了观众的死亡意识及相关思考。

体验式活动是近年来死亡教育广泛采用的形式，具有很强的生动性和趣味性，能在情境中影响体验者心理，唤起其对死亡和生命的意识与感受。位于上海公益新天地的4D生命体验馆于2016年清明节开馆，进入场馆者需要依次经历多人死亡博弈游戏、书写遗嘱、躺棺、模拟焚化炉、模拟子宫的环节，经历死亡与重生的过程。类似的还有社会机构组织志愿者进入老年社区、疗养院、临终关怀中心、殡仪馆等机构，直面衰老、临终和死亡。如2016年4月25日，重庆石桥铺殡仪馆举行"生命之旅"开放日活动，邀请了30位志愿者参观殡仪馆工作环境和工作流程，让大家躺进棺材体验了一把死亡。

分享交流会是设计主题教育课程/活动方案的重要方法之一，在由主持人领导的分享交流会上，多个参与者对一个问题进行交流与讨论，参与者诉说感受、形成认知、得到抚慰。"死亡咖啡馆"是死亡教育所采取的一种越来越受欢迎的形式，它让参与者在舒适的氛围中诉说自己对死亡的经历、见闻、看法，也是一种分享交流会的主要形式。2011 年 9 月，英国人乔恩·恩德伍德（Jon Underwood）在家中组织了第一场"死亡咖啡馆"活动。此后，"死亡咖啡馆"在欧洲、北美和大洋洲迅速扩展，在安德伍德的组织框架下，迄今已举办超过 11000 次活动。2014 年，两位从事临终关怀领域工作的公益人将"死亡咖啡馆"这一形式带入中国。近年来，陆续有医院、公益机构和个人开始组织及推广中国版"死亡咖啡馆"（何海宁，2020）。

（四）中国死亡教育的发展方向

死亡教育实践在中国发展总体缓慢，其推广与普及仍面临许多观念、理论基础和实践能力上的阻力。但近年来，中国社会出现越来越多地与死亡有关的社会问题和需求，以及医学界权威人士在"两会"上对重视死亡教育的连续发声，无疑为死亡教育争取到了国家和社会层面的关注，鼓励死亡教育的先行者继续向前。我们看到了学校、老师、学者、医护人员、专业机构、社会组织都参与到了死亡教育的推展中，针对不同的受众设计多种形式的死亡教育方案并加以实践，取得了良好的效果。

但由于不同形式的教育实践分别针对不同的人群，应用于不同的场景，各有其特点和优劣——学校的死亡教育在知识上具有完整性和体系性，重理论而轻体验和实践，教学模式以老师单方面传授为主，形式较为单一，配合书面作业与考试，易被"应试化"，不能引起学生的兴趣，从而削弱教学效果；面向医护人员的死亡教育通常以工作坊的形式进行，具有专业性、互动性和实践性强等特点，但教学周期较短，难以保证教学的完整性和长效性；面向社会大众的死亡教育形式更加灵活多样，形式生动，公开性强，易于传播和推广，注重体验、交流与分享，能够在短时间内给人以对死亡和生命的深刻感受和启迪，但容量有限，无法全面深入地展开死亡教育的所有内容，后期需要学习者进行大量自学。同时，推广死亡教育各主体的人员和资源间没有建立联系，无法构建一个优势互补的，从学校、职业到社会的，终生、系统和开放的死亡教育系统。因此，国内死亡教育存在内容碎片化、系统性不足等问题。

为此，应着力搭建一个联动多方主体，实现优势互补与资源共享的死亡教育体系：高校进行死亡教育理论研究，研发校本课程，供其他主体参考，结合自身教育对象对死亡的感知、接受水平及心理成熟度进行精细化设计、组织与实施；大中小学在生命教育中不可忽视死亡教育，进行死亡教育课程内容和形式的顶层设计，实现不同学龄阶段死亡教育的有机衔接，携手开展义务教育和高等教育阶段的生命教育；医护人员和专业机构进一步加强在安宁疗护中的死亡教育的力度和专业度，在服务临终者及其家属的同时对他们进行非计划性的死亡教育，组织安宁疗护"进校园""进社区"等活动，向全社会推广死亡教育；社会组织和机构积极创新并与其他主体合作，举办更加有趣、更易推广的死亡教育形式，创作死亡教育相关优质内容，让更多人有意愿了解死亡教育，并能利用各主体共享的开放资源自主学习死亡教育内容。

三、青年参与的死亡教育实践方案探索：以潮汕地区为例

运用质性研究方法，笔者用时两个月先后走访了潮州市某

地，从乡村小学、多个家庭及家庭所在家族祖屋、宗祠及老人组、善堂、佛教安宁疗护机构等，对年龄在 19 ～ 24 岁的 11 位青年人、7 位青年人的父辈、3 位小学老师进行了深度访谈。在此过程中，笔者大致对潮汕地区的生死实践及其背后的生死概念、青年人对生死话题和生命教育的态度有了概况性的认识。结合各个国家和地区先进的生命教育理念，本研究认为，以青年为媒介的、社区联动的参与式生命教育方案具有较强的可行性，同时，笔者也思考和探索了其在实施过程中可能遇到的风险和可以作出的创新。

（一）传承与开放：潮汕本土文化中的生死讨论与实践

潮汕人的生死观和实践具有较强的代表性。在笔者看来，虽然死亡在大多数情况下是不吉利和禁忌的问题，但潮汕地区的生死实践仍旧是被重视且相对开放的。潮汕地区具有较强的宗族意识，已经形成了一套建立在宗族教养基础上的对下一代进行生命教育的方式。这样的生死观念与教育模式有一定的地方特殊性，但也意味着在潮汕地区展开生命教育是有一定社会和文化基础的。本研究选择潮汕地区进行生命教育方案讨论，正是看中了这一点。潮汕特殊地域文化下的生命教育案例将为本研究提供可被持续借鉴的实践经验，增强项目的可推广性。

在传统生死伦理上，潮汕文化呈现出对死亡忌讳但不避讳的特点。忌讳是指在潮汕文化中，死亡并不是一件吉利的事情，潮汕地区的社会文化在死亡问题上是有所禁忌的；并不避讳则是指，死亡在潮汕文化中是可以被讨论的，死亡具有一定的社会参与性。

　　首先，潮汕地区较为完整地保存和延续着基于宗族的丧葬仪式，是一种广泛社会参与的死亡展演，为不同年龄阶段的人提供了直面死亡的机会，并发挥着传承宗族价值观、实现宗族教化的功能。在流程上，传统的丧葬仪式依然较为普遍，这种仪式主要由宗族里的长者主持，具体包括送终、更衣、停床、点灯、报丧等环节。在送终环节，生者要按照血缘亲疏远近的次序看望临终者，这被视为满足临终者最后一个心愿的机会，也被认为是生者践行"孝"的方式。同时，这种丧葬习俗也调动了家族中男性对临终者逝世过程的参与。

　　不仅如此，潮汕地区十分重视宗族观念，地方意识色彩浓厚。生死为大，潮汕地区相互担保、帮扶与救助的宗族与地方意识也深刻地影响着潮汕地区的宗族丧葬礼仪；而丧葬仪式也强化了族群之间血缘亲缘的伦理意识，对维护宗族内部秩序与作为族群共识的社会伦理道德起着重要的作用。因此，丧葬仪式一定是公开的、场面浩大的，本宗族的成员按照习俗必须到场（陈琦琛等，2016）。

　　在潮汕地区，人逝世之后，其亲人还会对逝者举行"功德"仪式，这被当作丧葬仪式中的一部分，也可被称为"做功德""做七"等等。潮汕地区讲究将50岁以上逝世的人称为上寿。在这种情况下，需要请僧尼到逝者家中诵经超度。这样的仪式常常由民间自发组织的"做法"团体承担，他们被称为"功德帮"或"助念团"，有时也由潮汕地区特有的兼具慈善和联络功能的善堂承担（陈爱丽、陈坚伟，2012）。仪式中，潮汕方言通常贯穿始终，使仪式更加浅显易懂，不仅具有民间艺术价值，对民众来说也具有一定的观赏性（苏克，2002）。

　　潮汕地区的功德仪式为宗族成员提供了一个直面死亡的机

会。在仪式中，生者相较日常生活的其他时候更能深刻地思考生命和死亡的意义（詹丽峰，2015）。功德仪式后期唱经吟诵的形式也为宗族内传递生死观念和共同价值观提供了契机。唱经吟诵的内容包括《十月怀胎歌》《二十四孝歌》等，也包括劝慰丧亲者的内容。这为潮汕地区的民众尤其是儿童，提供了在生命早期初次接触死亡并接受生命教育的机会，即使在当下，这样的经历也是学校教育至关重要的补充。

其次，潮汕地区特有的善堂也发挥着社会死亡教化功用。善堂在潮汕人生活的公共领域占有重要地位，在潮汕社会的各种公共事业中发挥着不可小觑的作用，是具有广泛群众性的慈善机构（夫马进，2005）。至今已逾千年的善堂文化已是潮汕人精神生活的投射。善堂承载着潮汕地方俗信。有学者认为，善堂的"善"字既具有潮汕地方本土慈悲的人文关怀，又体现着西方平等开放的"行善至乐"现实哲学（杜洁莉，2016）。

一方面，善堂承接敛丧功能，自古承担着收敛逝者的作用。在慈善方面，潮汕善堂广泛开展扶贫济困、收尸埋骨、修桥铺路、施医赠药等举措。善堂在办理恤死业务的过程中，也会依照潮汕地方风俗与信仰举行一系列的相对社会公开的仪式。另一方面，善堂以这种特殊的方式宣传着根植于潮汕传统宗教与民间信俗的生命与死亡价值观。"天、人、阿修罗三道，以因中多善，果报亦胜。鬼、畜、地狱，以因中多恶，果报则劣。"（弘学，2012）六道轮回观与报应观深刻地影响着潮汕人的日常生活。因此，善堂提供了潮汕社会与生死相关的直接、普遍、可接受的公共空间。

善堂的存续和老人的努力密不可分。潮汕地区第一个老人组的成立就与善堂密切相关。汕头的存心善堂在 20 世纪初因战争中止，后其所在地被收为国有。存心善堂救济过的孤儿很多都已经年逾花甲，这些老人自发成立了"存心善堂老人组"。他们常年聚集在曾经善堂聚会的地方送水施粥、救贫济疾。在老人们的努力下，存心善堂被允许恢复经营。老人组的善心和义举也因此被广泛称道（杜洁莉，2016）。

具有潮汕地区基层治理特色的老人组是潮汕尊老传统的表现。潮汕地区尊老敬老传统深厚，宗族一直保持有长者的威望。老人组被认为是宗族力量在基层社会中的复出，有时候比村委会更能凝聚人心。老人组在村落和宗族的生死实践，如婚丧嫁娶和清明、冬至的仪式组织上都具有分量较重的话语权。

在潮汕文化中，有关生死的传统节日除了清明，还有冬至，甚至冬至比清明更隆重。冬至是宗族团聚、祭拜宗祠的日子，老人组等会组织各种活动迎接冬至的到来；清明时则祭拜各个小家庭内已经逝世的长辈，家庭内远游的亲人都会在这一天回到家中，团聚在家族的祖屋内。团聚是长辈传递家风的重要机会，清明和冬至为家庭内公开宣讲传统死亡观念提供了契机。

潮汕青年小昭身上就体现了潮汕人既隐晦又开放的死亡观念。小昭一家信佛，小昭和哥哥告诉笔者，每逢清明、冬至，他们的父亲都会跟他们讲述中国传统文化中对死亡的看法。在清明节的中午，他们的父亲召集大家来到客厅，父亲坐在主位，为每一个人倒上工夫茶。这一次，他们的父亲要教导孩子们各安天命，还要学会从中国古典文化中汲取祖先关于生死的智慧：

> 年轻人无法淡定地谈论死亡。你们没有经受过搓磨，你们都不懂的。不是所有事都是越早接触、越早体验越好，没事的时候为什么一定要去体验？大道至简，顺其自然，各安

天命，这是几千年来祖宗传下来的话。

这种基于家庭的死亡教育让潮汕青年认识到了生与死的文化意涵，同时公开的谈论也让潮汕人得以正视死亡。因此，即使在潮汕地区生与死只是一种知识的传递，也在无形之中塑造了其具体的死亡实践。

（二）敬畏与好奇：青年的生死探寻与意义求索

在传统的中国教育中，青年人被要求遵守中国传统习惯和话语秩序，形成了对死亡的敬畏。然而，思想的解放也促使青年人多维度地认识死亡，形成了对生死的好奇和开放的讨论。因此，可以说当代年轻人是处在遵循传统的矛盾中试探生死。

2021年清明期间，笔者以家人的身份参与到一位由于新冠疫情而在国内上网课的潮汕籍留学生的家庭生活中，试图深入了解潮汕青年人的生死观念和死亡教育。笔者发现，在家庭中，青年人尊重中国传统观念中对死亡的谨慎态度，然而相比于父辈，青年人对死亡呈现出更为开放的态度。20岁左右的青年人在这时候有了人生中第一次接触死亡的体验，开始通过思考死亡反观生命的意义。他们对生死话题的讨论抱有很大的热情，但也有少部分人限于对生命意义的怀疑，陷入一种死亡焦虑之中，并有落入虚无主义和生命无意义思想的可能。

存在主义哲学曾讨论过死亡和死亡焦虑。马丁·海德格尔是存在主义哲学的代表人物，他曾经提出并讨论过"死亡的观念如何拯救人"的问题。他认为，个人死亡意识可以起到一种鞭策作用，它能够促使我们转换自我的存在方式，从非本真存在转化为更高级的本真存在。20 岁左右的年轻人第一次接触死亡，这样的经历对他们的整个生命历程都是极具冲击感的。他们可能要经历身边最亲近的家人朋友的突然离世，这将会带给他们极大的焦虑感。

> 死亡是肉身的，我抱着那只兔子，现在它变成一具冰冷的尸体。所有的生命都是肉体的，如果你没有见过肉体冰冷地在那里，你可能永远不会真正意识到死亡是什么。那种恐惧感让我颤栗。小兔子去世之后没几天，我就听说 Z 去世了。对，她和我同年同月同日生，我们从中学到大学都是同学，就像双胞胎一样。这个顺序让我感到这是一种类似于征兆的东西。

中文系的辰心从未如此深刻而认真地思考过死亡，也从未参加过任何形式的死亡教育或生死体验，她平时更多是从文学作品中接触死亡。看惯了文学作品中常常带有浪漫主义色彩的死亡叙述，小兔子和同学的死去更像是一个被打开的潘多拉魔盒，让她一度落入黑暗。别人对她的安慰被她看作"人与人之间理解的不相通"。面对身边生命的逝去，她为自己的恐惧而汗颜，为死亡的痛苦而恐慌。对于死亡和生命，她陷入了悲观主义。

目前正在读大学的小予，从小的成长环境较为传统，因此也形成了一种隐晦的死亡观。关于对死亡的认知，她回忆道：自己从很小时便和父母一起烧香祈福求平安的寺庙旁边，是一个置办丧葬用品的街区；那些从未进入的神秘店铺在她看来一直是个谜：

> 我爸妈他们就很明显的不会扭头看这些店，走得很急很

快——当然也可能是我的心理作用——目不斜视。

小予家的长辈都还健在，因此家中很少提及死亡，唯一一次是她家的金龙鱼死了，用她自己的话说，父母的做法有点"隐晦的浪漫"：

> 我们家确实很少谈起这个话题。我上小学的时候，我们家的金龙鱼死掉了，那条鱼我们养了几年。金龙鱼死的时候我爸妈很难过。我们挑了一天，用一张报纸把鱼包着去到家旁边的一个公园里面，爬到公园最高的小山坡上，找了一棵开花的树，我还记得花是粉紫色的。我们刨了个坑，把金龙鱼埋进去，好像还插了根树枝，就像一个小小的墓碑一样。后来我们家很长时间没有再养鱼，后来再养也不养金龙鱼，不是那种只能养一条（因为金龙鱼很长）并且活很长时间的鱼。

小予说，她的父母因为不希望身边注入情感的生物离开，所以一直不接受养宠物。因而，小予的家教中虽然对待死亡是慎重的，但也是回避的。在父母的潜移默化中，小予认定"死亡是难过，生命是快乐"，如果可以好好生活、简单快乐，为什么要选择讨论死亡这样一个沉重的话题呢？"未知生，焉知死"，小予父亲基于传统文化表达的对死亡的态度，在中国家庭中十分具有代表性。

访谈中，小予的父亲说：

> 好像年轻人老爱谈这个问题（死亡的问题），这个太不

实际了，你们总是不往好处想。中国传统文化里面对于这些
东西有一个公认的或者公知的准则规范。关于死亡的事情只
是一个递延去办的事情，不需要太多讨论。我们首先应该保
证的是我们的生命、我们的认知，保证我们的社会价值，在
这个方面应该健康地迭代。对死亡、困惑、困难、挫折、壁
垒等这些非常复杂的问题，包括一切处事以及其他的研究的
前提，必须是对自我的把握，这是基础、基点。

在访谈中，小予的父亲常常用"这个东西"和"这个问题"
替换"死亡"这个词，当被问及在这个问题上想给孩子怎样的
寄语时，他选择用自己不熟悉的陕西方言说"你要好好的"，他
仍然选择朝向"生"的一面，并通过方言含蓄地表达自己作为
父亲希望孩子平安的真情实感。

中国重生轻死，这一点小予是理解和敬重的，但是她对死亡
是什么、死亡体验是什么抱有更大的好奇。在这种矛盾中，好奇
并没有因为父母对死亡问题的回避而消失，反倒驱使小予用自己
的方式对一直被回避的生死讨论进行试探。

还有的青年经历了更加切身的濒死过程。晓曼是一个在美国
读书的中国留学生，她讲述了自己在以色列与死亡擦肩而过的
经历：

> 那是个晚上，我们在以色列的一个沙漠上放篝火。当时
> 我正在跟一个美国人聊天，我们挨着边界线。突然有人站起
> 来说，好像有空袭。然后警报响了，老师赶紧让我们躲起
> 来……沙漠一望无垠，除了一个木头房子之外什么都没
> 有……我愣住了。我给哥哥发短信，有点像遗嘱。心里很绝

望。那一刻突然觉得什么都不是我能控制的，我发自内心地觉得人的生命是很脆弱的。

这是晓曼第一次如此近距离地接触关于自己的死亡。生命脆弱又虚无，她感到无助并一度怀疑自己是不是仍旧"真真切切"地生活在这个世界上，她生命的目标又在哪里。

巧的是，这次危机之后她回到美国的学校继续上课，一门选修课的老师让学生们在课堂上进行一项葬礼的体验。老师关掉教室所有的灯，拉上窗帘，教室里一片漆黑，只剩下几盏蜡烛的光亮。学生和老师都坐在地上。在安静的冥想之后，大家伴随着老师的描述想象自己葬礼的现场："你希望有多少人来参加你的葬礼，你希望他们是谁？你希望你的葬礼在哪里举行，是什么样子？你希望由谁来朗读你的悼词，希望他说些什么？你希望大家去参观你的墓碑时，上面写着怎么样的墓志铭？"

晓曼在思考中潸然泪下。她找到了生命的意义，重新规划自己生命的轨迹。对她来说，生命的意义在于帮他人寻找意义。因此，她决定从工程系转专业到教育系。"从前我不知道我会做教育，但现在教育让我觉得可以让一个人活得更加通透。"晓曼认为，无论讲什么教育，无论在什么地方，每个孩子的这一生都应该活得明明白白的，为自己而活。正是这种关于死亡的思考提高了晓曼对生命的敏感性，也更坚定了她的自我意识。

同样的事情也发生在莫尼身上。莫尼在 22 岁时查出患有极为罕见的脊髓癌，留学耽误了她的病情。等她回到中国时，病情已经相对危急了，她被快速推进手术室，一个人签下风险为四级的手术同意书（最高风险即为四级，由于父母家人的工作关系，当时只有她一个人在医院），并在手术后随即进入 ICU 病房。这

段经历让莫尼看到了一个极其坚强的自己，用她的话来说，这段
时光甚至治愈了她的重度抑郁症，她好像变了一个人：

> 我发现我是整个 ICU 里面唯一一个能清醒还能说话的
> 人，你身边的人就是植物人，已经在 ICU 里待了 7 个月
> 了……这样的人生意义到底在哪里？后面推进来一位做完脑
> 瘤手术的阿姨，今年 40 多岁，她已经做了 3 次脑瘤手术了，
> 平均每 10 年长一次。她觉得如果还有第 4 次的话，她就去
> 自杀。别人听起来就觉得好像很悲痛，但是当时我俩的对话
> 真的就跟咱们现在正常聊天一样。"第 4 次我就去自杀"，是
> 我脑子里几天来不断循环的一句话……我觉得只要是活着就
> 有希望，而且要清醒地活着，不能是那种郁郁寡欢的活着。
> 我就是这样慢慢从阴霾里面走出来的。

正如海德格尔所言，非本真存在是一种忘失的存在状态。在
非本真存在中，人流连于日常琐事，被无所事事的闲聊和日常生
活摆布，迷失在"他者"之中，沉沦在好奇和模棱两可之中。
就好像莫尼从前的经历，是"逃避的""沉沦的""麻木的"，她
通过随波逐流回避生活中的诸多选择。而本真存在则是另一种状
态，意味着对生存本源的揭示。在这个过程中，人不仅仅会意识
到自我生命的脆弱，也会注意到对自身生命和自我存在所负有的
责任。在这种状态下，人完成自我本体生存论模式的创建，自我
肯定并掌握改变自己的力量。

但是我们需要注意到，这样的转变并不是自然而然地进行
的，不能只是通过单纯的沉思、想要摆脱或者改变就能深刻地领
悟到的。雅思贝尔斯将这种可以使人受到极大震撼并改变生存态

度的体验称为"边缘""临界"或"极限"情境。死亡体验就是其中最极致的一种。正像莫尼所认同的,濒死的切身体验让她仿佛变了一个人,用她的话说就是:她"认同死亡对生命的积极意义"。

有这种经历的青年人还有很多。在笔者的访谈对象中,有人"求生不得",也有人"求死不能";有的人"有一段时间晚上一闭上眼就希望自己安静地死去,第二天早上被发现死在床上",有的人"尝试过很多次去死但都没有成功",最后被学校发现并勒令休学。人永远面对着生或死的基本两难问题,青年人也不例外:我们仍旧在生活,但我总有一天会死去。死亡在任何层面都将会否认生而为人的基本自然属性,但是关于死亡观念的整合可以帮助、拯救陷入虚无、焦虑的每一个生存个体,当然也包括青年人。讨论死亡不是对生命存在的悲观主义宣判,也不是不吉利的代名词;讨论死亡能够创造个体的内生力量,拉近个体与自我本真存在的距离,使人更加真诚地生活在世界上。

(三)打破与重塑:青年参与的死亡教育方案探析

1. 面向儿童的死亡教育实践思路

从整体观视角看,中国特殊的文化语境使得我国的安宁疗护和生命教育推广工作受到一定的阻力。安宁疗护作为一种提高生命质量的"乐死"方式,在我国的发展一直都受到传统文化、家庭道德伦理以及国人传统的"乐生忌死"观念等方面的制约。

而死亡教育体现的是一种医学人文关怀,这种人文关怀正是中国传统儒家"仁"道所蕴含的思想(曾竞,2013)。儒家中心思想"仁"的最重要的意义就是"爱"。无论是《论语》中的

"爱人"，还是《礼记》中的"老吾老以及人之老，幼吾幼以及人之幼"，这种基于仁爱的精神正是中华民族在长久以来的交往实践中建立的密切关系。安宁疗护用医家忧民的道德践行了儒家的"仁"道思想，在对儒家生死观进行重新诠释的基础上，强调在生与死的问题上儒家对生命价值和意义的注重。

从日常生活中人们对生死的关注和应对生死焦虑的方式上看，人们很容易从表面现象出发来理解死亡。一个人的生死观并非成型于成年之后，而是植根于一个人在追求生存的整个一生中。学者们对儿童的生死概念的研究被认为提供了一个研究人类早期与死亡相搏斗的原始形式。从精神分析和发展心理学上讲，儿童的生死观与成人不同，他们对死亡的识别和生死事实的对抗，以及他们恐惧防御的情绪，都处在一个发展过程之中。从普遍层面上说，和对青年一样，对儿童的生命教育重要且必要。

对儿童的生命教育不可避免地会涉及死亡的话题。然而学界对儿童在生死观念上的关注明显少于对其他群体的关注，有关儿童生死概念的实证研究则更为稀少。西尔维娅·安东尼（Sulvia Anthony）在其专著《儿童关于死亡认知的探索发现》（*The Discovery of Death in Childhood and After*）中回顾了儿童生命教育的相关学术研究。主要观点有：第一，儿童群体对生死特别是死亡的关注是十分普遍的，儿童开始关注死亡的年龄比成人设想的更早。对死亡的关注和思考对儿童个体经验世界具有深远影响。第二，应对伴随死亡而来的无助感是儿童成长时期的重要任务。第三，儿童的生死意识以及他们应对死亡恐惧的方式都将伴随着个体成长而不断发展。第四，儿童通常以"否认"作为应对死亡的策略（安东尼，1972）。另外，有学者研究了成人了解儿童对死亡的恐惧的障碍，相关因素除弗洛伊德将对死亡概念的形成归入儿童晚期发展阶段的理论影响外，还包括儿童语言表达能力弱、成人对儿童有所偏见等原因（Lupous，1959）。

但是教育专家对少年儿童的死亡教育导向存在分歧。一些儿童教育学家如安东尼认为，家长应该对儿童否定生命终将离去这件事。她转引费伦齐（Ferenczi）的话，认为否定现实"是忽视现实和接纳现实之间的中间阶段"（安东尼，1972）。但布鲁纳（Bruner）的观点得到了更多人的认同，在他的观点中，"对任何发展阶段的任何儿童，都可以采用某种聪明而诚实的方式来有效地教导任何主题"，并试图帮助儿童对死亡概念进行渐进而现实的理解。委婉的说辞（"长眠""升入天国""和天使在一起"）"无法对抗对死亡的恐惧，只会使儿童感到迷惑"。如果家长仅仅是简单地忽略和跳过这个话题，孩子们会自己去寻找其他的信息来源。这样的寻找是难以预测的，甚至比真实情况更可怕（Galen，1972）。

因此，针对儿童开展生命教育，对于改善儿童的生死认知不足具有极其重要的意义。而就这一类死亡教育，有学生家长希望看到创新形式的生命教育方案，并提出了自己的思路。他说：

> 我的孩子现在读小学五年级，我还是希望你们从人生价值剖析的角度给大家讲讲，人的一辈子是怎么样演变的，就是他们随着自己的成长，在每个阶段的家庭责任、社会责任、自我责任是什么，一直到生命终点的时候，人应该是一个什么状态。让他看到人生更多的可能性。用一种小孩子能接受的方式进行，我觉得这样子讲可能会少一些危害，也是很有益的。

本研究认为，应将对儿童的死亡教育的目标定为引导儿童不逃避生死话题，并非给儿童灌输某种生死概念。笔者基于台湾生命教育专家郑崇珍提出的三个学校生命教育的阶段目标，以此构建课程体系，如表1所示。阶段一：珍爱生命——体会人性，活出尊严；阶段二：生涯规划——构建生命愿景，描绘绚丽人生；阶段三：自我实现——结合理想与现实，发扬生命的光辉。同时，本研究也强调，青年人作为对生死问题思考较为丰富、对死亡教育较为热忱的群体，应当成为死亡教育的主力军，形成一种青年参与的死亡教育模式。

表1　生命教育教学简要内容

实施目标	目标解读	课程名称
珍爱生命	何为生死 如何保护自己的生命	人类简史 急救知识
生涯规划	探索生命意义 构建生命愿景	人际网络常识 认识青春期 新冠病例案情分析
自我实现	实现理性与感性交织 理想与现实结合	艺术形式

2. 青年主导的死亡教育方案探究

纵使目前青年人对死亡教育呈现出了一定的热情，但是现有的关于生死的讨论并不能满足青年人对这一问题的探索欲望。青年人需要的是什么样的死亡教育，此次以青年人作为媒介去对接的儿童又需要怎样的教育？怎样在尊重现有文化传统的情况下创新生命教育的形式，则是亟须解决的问题。本研究认为，创新教育模式需要考虑不同人群的需要，批判性地吸收、借鉴国内已有的生命教育形式，并意图探索出一种新的死亡教育方案，促成社会不同群体对生命与死亡话题的共同关注，创新青年人喜闻乐见的死亡教育形式。青年人将自己对生死的文化感悟结合潮汕地方文化特质融入对小学高年级学生的社会情感体验课程中，并在此过程中完成从接受教育到输出内容的个体转变，将生命教育从知识记忆转化为经验记忆。同时，自发组织、自行发展的大学生社团组织也能够通过志愿服务的形式对接不同社会群体，成为具有活力的中间媒介。

因此，本研究决定从"打破""重塑"两个角度着手，可被概括为：打破单一、呆板的生命教育传授方式，以及生命异化、死亡隐遁的生命态度；重塑因地制宜、因人而异的引导取向，以及内在意义自我观照的思考路径。

青年人对生命意义的探索充满好奇，但是现有的讨论还不够。当然也许有人会说，对生死的体验和观感是很个性化的东西，无法拿出来共享。但是我们不能因此否认思想交流的重要性。在某种意义上，死亡永远是不可言说的他者事件，但这并不意味着个体与个体间理解的不可能。甚至很多情况下，这是一种因果倒置，主观感受上的不可言说和不被理解仅仅是缺少交流的后果。

在笔者的访谈中，青年人对生死的体悟十分丰富，但现实中缺少开放友好的交流环境。纵使他们曾经尝试过交流，但大多以失败告终。

小雨自从有过一次深切的濒死体验后，便常常主动探索各种宗教和文学作品中关于生死的话题。她认为，从科学的角度来讲，死亡是人从三维世界上升到一个更高的维度。她并不觉得死亡是一件很难接受的事情，每个人来到这个世界上都有自己要完成的使命和课题，这便是生命的意义。死亡是生命的升级，死去的只有现世的意志。她认为这是在课本上学不到的东西：

> 现在太多的讨论把身边的人和事都物质化和具象化，物质可能在未来已经不值钱了，因为人最终是要寻求心灵的平静的……冥想、灵性，永远是精神层面的……我可以通过你的访谈说出这些体悟，对我自己来说是很幸运的。我父母跟我的想法完全不同，他们也没有经历过我经历过的事情，所以说我的有些想法跟他们去交流其实是很困难的。同龄人我也很难去说，否则就像要传播什么东西似的。我们都挺希望有人交流的，但是缺少那个空间……没人讲，我只能把我的经历写进我的公众号里。

还有的人虽然没有小雨如此切身的死亡体验，但是对死亡的求知驱使她参加了某个青年平台组织的死亡体验活动。当被问到为什么来时，她觉得自己是一个平凡甚至平庸的人，估计以后也做不出什么大事业：

> 死亡体验的活动很少，我挺想知道在这个问题上大家都是怎么想的。但是参加完我特别感动，从写自己的自传到墓志铭、遗嘱，再到最后葬礼上他们读我的悼词，这几天我觉得我一直在认真思考我这短短25年究竟发生了什么，我希望我的生活怎么度过。

当活动结束之后，她问主办方还会不会举办这样的活动，主办方说这是一次实验，之后不一定会有，她觉得有些可惜。

总的来说，受访者之所以认为青年人没有必要接受死亡教育的观点主要有两种。第一种观点认为，生命和死亡都是十分个人和主观的他者经验，不应该被课程化、知识化的条条框框束缚住。第二种观点则认为，死亡教育这个词就暗含了死亡教育在实际操作中是由"知识丰富"的一方传播给"知识缺乏"的一方。受访者们认为教育的过程不能在同辈人之间完成，因为"大家的经历和知识都差不多，教育者没有威信"，但是反过来，课堂上的呈现方式又缺少吸引力，因此他们认为这是无解的命题。

这两种观点都触及了对死亡教育的认知。总结起来，青年们在认为生命和死亡值得讨论的同时，提出了对生命教育或死亡教育是否可行、有效的质疑，质疑的核心不在于生命教育所讨论的生死内核，而在于生命教育的实践形式。在探讨学校开设生命教育课程的必要性和重要性的同时，创新更具有吸引力和参与感的生命教育模式，仍具有讨论的空间。

为此，研究者在大学生群体中展开了相关调查，获得了访谈反馈，并确认"打破—重塑"的行动思路，以"打破单一、呆板的生命教育传授方式，以及生命异化死亡隐遁的生死态度；重塑因地制宜、因人而异的引导取向，以及内在意义自我观照的思考路径"为纲要，整合现有资源，确定生命教育设计方案。

推行良性互动、可持续的死亡教育方案对提倡积极的死亡观念有重要意义，但目前在研究和实施方面还存在诸多限制和问题。如何以推广安宁疗护实践、提高死亡质量为目的，用平易近人的方式向大学生群体开放讨论生死话题，同时联动多样化的社会主体参与，凝聚更广泛意义上的社会关注，探索具有本土文化适应性、可操作、可持续、可推广、有活力的生命教育方案，使得未来更大范围的社会群体接受现代医学体系下改善死亡质量的理念和措施成为可能，是生命教育方案需要解决的核心问题。围绕核心问题，本研究从以下思路进行探索，如图1所示。

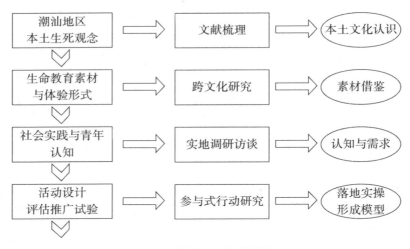

图1 生命教育方案成型思路

首先，通过文献梳理，总结国内外不同族群与团体文化中的死亡意涵，通过对比本土与异文化在死亡意涵上的共性和差异，进行初步的中国人死亡观念嬗变分析。同时，通过在潮汕地区进行实地调研、访谈等方式，了解潮汕民俗观念，对本次试点实施的社会文化背景与伦理传统有初步的了解与感观。其次，整理国内外已有的生命教育课本素材和社会社团体验活动，借鉴现有经验和研究成果，为具体课程的设计和实践提供正负两面的参考。再次，根据实证研究和素材分析，结合对青年志愿者代表的访谈、以及青年社会组织的社会实践运营状况与供给能力，完成青年志愿者生命教育工作坊内容的初步设计。最后，完成工作坊的活动落地，制定工作坊活动效果评估工具，推出可复制到其他地区和其他群体的推广方案，探讨依托青年自发组织执行该模式的优势、机遇和限制、存在的问题，为其再实践和可持续提供初步的建议。

由此，根据人群的不同特性设立不同的生命教育目标，形成一个青年人参与的社区联动的死亡教育方案。这套死亡教育方案总体上将参考台湾的生命教育纲领（吴庶深、黄丽花，2001），如表2所示。面向小学生倡导遵循珍爱生命、生涯规划和自我实现的逻辑安排课程，中间穿插对生死的讨论；面向青年人则重点聚焦死亡体验、死亡焦虑和生命意义的讨论，涵盖安乐死、自杀、安宁疗护等重要议题，主要形式是平等的同辈讨论，在必要的时候辅以引导。同时，呼吁社会媒体的参与，为生死讨论创造空间。

表2　台湾的生命教育纲领

一个理念	全人教育：活在天、人、物、我的均衡关系中
二个方向	1. 生命：为何而活——探讨生命意义与本质 2. 生活：如何生活——寻求生活目标，追求丰盛人生
三大目标	1. 正面积极的人生观：肯定、欣赏、尊重、关怀与服务生命 2. 安身立命的价值观：良知、真善美、道德价值、终极信仰的建立 3. 调和个体的知情意行：人格统整、情绪管理、自我实现与超越
四个向度	1. 人与自己：认识自己、欣赏与尊重自己、发挥潜能 2. 人与他人：与人和睦、群体伦理、关怀弱势群体 3. 人与环境：建立生命共同体，经营自然和人文环境的永续发展 4. 人与宇宙：寻得永恒价值、生命归宿等信仰所提供的答案
五种取向	1. 宗教教育取向：生命意义、死后归宿、终极信仰（安身立命） 2. 健康教育取向：生理卫生、心理卫生、生态保育（健康快乐） 3. 生涯规划取向：认识自我、发展潜能（自我实现） 4. 伦理教育取向：思考能力、自由意志、良心道德的培养（伦理行为） 5. 死亡教育取向：珍惜人生、超越悲伤、临终关怀、安宁照护（生死尊重）

四、结语与讨论

目前，我国的死亡教育仍然处于探索初期，当下对死亡教育的提倡是适逢其时和刻不容缓的。死亡教育中对死亡与生命的讨论向人们传递关于生命末期的知识，这样的讨论有助于培养和提高人们对生命末期的应对和处理能力。我国正在进入老龄化社会，慢性病和癌症病发率不断增高，安宁疗护推广任重道远。如若没有完备、广泛的死亡教育，人们将始终无法梳理适当的生死观念、面对这一每个人都必须经历的生命拷问。"未知生，焉知死"的态度是时候发生一些改变了，"向死而生"，从对死亡的理解逆向阐述生的意义，将会加深个体对生命价值的体会和领悟。这一观念需要在全社会得到普及，对处于三观发展期的少年儿童、三观成熟稳定期的青年尤其必要。相比欧美等发达国家已成体系、有经验的生命教育而言，我国的生命教育理论和实践还处于发展初期，具有很大的潜力和创新空间。青年人参与的社区联动的死亡教育方案正是在这种背景下诞生的，是整合多种社会资源、将死亡教育落实在社会层面的一次努力。

一种新的死亡教育模式，造成社会不同群体对生命与死亡话题的共同关注。首先，本研究创新性地运用志愿者工作坊对青年群体进行生动的生命与死亡文化教育。其次，经历过生命与死亡讨论的志愿者们将自己对生死的文化感悟，结合潮汕地方文化特质融入对高年级学校的社会情感体验课程中。在这个过程中，青年大学生将完成从接受生命教育的个体到输出内容的个体的身份转变。通过教学相长，大学生和自己的志愿对象完成的良性互动也能形成可循环的双向赋能。生死体验工作坊的内容对于大学生来说，将既是一种学习，也是一种深刻的体验。通过体验式的教育方式，青年人将死亡教育从知识记忆转化为经验记忆，从而使之更加具有直观性；同时，具有生死讨论经验的大学生也将通过志愿服务成为对接不同社会群体的、具有活力的中间媒介。

本研究认为，一项健康的死亡教育模式具有以下几个主要特征：①由青年人自发组织的青年社会公益组织提供平台。青年组织的独立性和活力，使其作为社会行为团体具有官方组织机构或其他社会团体不能比拟的优势。②链接高校学术资源。生命教育涉及课程和活动设计，教学内容的专业性也将影响青年志愿的服务效果，尤其是在国内刚刚起步、具有较强创新性和一定专业要求的课程。③具有可复制性和可推广性。青年的教育对象不仅可以是小学生，也可以根据所在组织的能力和类型划分，将志愿服务延伸到养老院、老年大学、医院等，对老年人、临终者及其家属进行生命教育宣讲。只要能了解所在地的本土文化逻辑，在兼顾生死观念共性和差异性的条件下，践行生命教育的区域也可以不仅仅局限于潮汕地区。④本次试验也是一次跨文化交流，主体包括大学生、中国留学生、外国留学生和潮汕当地人。通过与其他青年组织平台的合作以及在自媒体上的发声，获得更为广泛的社会关注。

参考文献

[1] 曹坤明. 我国儿童死亡教育的困境及其出路［J］. 中小学德育，2017（8）.

[2] 曾竞. 从儒家生死观看安宁自然死的正当性［J］. 中国医学伦理学，2013（2）.

[3] 陈爱丽，陈坚伟. 广东普宁地区潮汕人葬礼的伦理特征

［J］．云南社会科学，2012（4）．

［4］ 陈琦琛，杨康，侯枫芸，刘慧珍，赵伟君．潮汕地区殡葬文化的演进与反思：基于对汕头市金平区殡葬礼仪的调查研究［J］．戏剧之家，2016（6）．

［5］ 杜洁莉．宗教慈善与艺术：近现代潮汕善堂文化探析［J］．文化遗产，2016（6）．

［6］ 冯建军．生命教育的内涵与实施［J］．思想·理论·教育，1998（21）．

［7］ 夫马进．中国善会善堂史研究［M］．伍跃，杨文信，张学峰，译．北京：商务印书馆，2005．

［8］ 何海宁．走进死亡咖啡馆："在死亡面前，谁敢说自己是专家"［EB/OL］．http：//www．infzm．com/contents/，2020-06-03．

［9］ 弘学．佛学概论［M］．成都：四川人民出版社，2012．

［10］ 兰霞萍．死亡教育的概念辨析、内涵阐释与实施原则［J］．现代教育科学，2020（6）．

［11］ 刘香东．生命教育中的生死教育［J］．中国德育，2080（8）．

［12］ 宋晔．一个亟待关注的课题：生死教育［J］．上海教育科研，2003（2）．

［13］ 苏克．潮汕地区做亡斋风俗述论［M］．广州：花城出版社，2002．

［14］ 孙传宏，杨海燕．中国内地和台湾地区生死教育现状的比较［J］．天津市教科院学报，2005（3）．

［15］ 王蒙蒙，徐天梦，岳鹏．我国现行安宁疗护的相关政策梳理、挑战与建议［J］．医学与哲学，2020（41）．

［16］王云岭. 死亡教育纳入国民教育体系探究［J］. 科学与社会，2020（10）.

［17］吴庶深，黄丽花. 生命教育概论：实用的教学方案［M］. 台北：台湾学富文化事业有限公司，2001.

［18］新京报. 人大代表顾晋：建议全民开展死亡教育［EB/OL］. https://baijiahao. baidu. com/s？id = 1627869161260121243 &wfr = spider &for = pc，2020 - 06 - 03.

［19］杨旻，朱雪娇. 国内医学生死亡教育现状与展望［J］. 中华现代护理杂志，2021（27）.

［20］詹丽峰. 潮汕民间传统仪式的心理功能：以"功德"仪式为例［J］. 汕头大学学报：人文社会科学版，2015（3）.

［21］张淑美. 生命教育研究：论述与实践生死教育的取向［M］. 台湾：高雄复文图书出版社，2005.

［22］张文静. 死亡教育：构建一种"人死观"［N］. 中国科学报，2017 - 03 - 31.

［23］周士英. 美国死亡教育研究综述［J］. 外国中小学教育，2008（4）.

［24］ANTHONY S. The discovery of death in childhood and after［M］. New York：Basics Books，1972.

［25］BENSLEY L B，JR. Death education as a learning experience［M］. Washington：ERIC Clearinghouse on Teacher Education，1975.

［26］GALEN H. A matter of life and death［J］. Young Children，1972，10（2）.

［27］KURLYCHEK R T. Death education：some considerations of purposes and rational［J］. Educational Gerontology，1977，

2（1）.

［28］LUPOUS R，MONK M. Fears and worries in a representative sample of children ［J］. American Journal of Orthopsychiatry，1959，29（4）.

后　　记

　　第二届亚洲医学人文精英训练营于 2017 年 10 月 28—31 日在深圳大梅沙美丽的海滨如期举行。此次训练营以"老龄化与照护"为主题，会聚了来自全球多个国家与地区的近百位专家与青年人才。训练营由深圳市卫生健康发展研究和数据管理中心和中山大学附属第七医院主办，姚克勤主任和我担任了训练营主席。训练营依然秉承了让国际医学人文大师与青年学子面对面的办学风格，邀请了来自耶鲁大学著名伦理学家卡维・科什努德（Kaveh Khoshnood）教授、哈佛大学知名养老专家陈宏图教授、美国佛蒙特大学邵镜虹教授、日本大阪大学池田光穗教授、香港大学宋柏萱教授、清华大学景军教授、北京大学医学人文学院院长周程教授等国内外医学人文名家出席授课，广东省政协副主席、广东省医学会会长姚志彬教授出席训练营并以《让人文光辉照亮医学道路》为题作了精彩报告。远在美国哈佛大学的凯博文教授也通过视频录像送来隔洋祝福，鼓励莘莘学子在医学人文道路上不畏险阻、奋勇前行。近百位学员如饮醇醪，大饱耳福。

　　大师之声言犹在耳，在整理本书的时候，全球突发新冠疫情，不仅严重破坏了全人类的健康福祉，更是对国家政治经济格局带来重大影响，诸多国家开始闭关自救，很大程度上导致了"逆全球化"或者"孤立主义"盛行，也影响了本书的编辑与出版。但实际上我们再仔细聆听大师们的发声，无论是景军教授的《善终之难》，还是周程教授的《医学：型塑中日近代科学发展态势差异的关键?》，抑或是池田光穗教授的《多元文化中医学体系的思考》、陈宏图教授的《巨变时代中养老问题的社会挑战》，都是基于全球视野和跨文化比较的眼光去看待这些现象的。在新冠疫情暴发伊始，习近平主席及时提出了"人类卫生健康共同体"的概念，希望世界各国能以文明互鉴的方式，尊重全世界各国人民平等的生命健康权，促进健康领域的全球合作，增加全人类的健康福祉。全球公共卫生领域也不断发出"one world，one health"的政策倡导，呼吁多国多边的卫生治理与合作。尽管从疫情防控的角度出发，空间和地理边界暂时封闭是疫情防控手段，但是从人类的长远发展来说，国际交流与合作应对重大疫情是事关人类整体健康福祉的必由之路。从此角度上讲，本书所秉持的"全球化视野的医学人文"思路可谓正当其时！

　　一直以来，训练营的核心目标是培养医学人文青年人才，因此本书也收录了部分训练营学员的论文，如深圳市妇幼保健院魏宁同志的《高压工作下的人性化人力资源管理》一文。中山大学人类学系是国内最早一批开展医学人类学研究的科研机构，也是全国医学人文研究的重要阵地，近年来更是培养了一大批对于医学人文事业感兴趣的青年人才。本书也收录了一些中山大学人类学系优秀毕业生的作品，包括成都大学李海燕博士（中山大学人类学博士）、中山大学博士研究生吴杏兰、硕士研究生雷杰和许明哲、本科生任璐涵同学，还有即将赴美国耶鲁大学公共卫生学院攻读硕士学位的施依含同学，等等。如同凯博文教授在首届亚洲医学人文精英训练营开幕式致辞时所讲"世界是你们的"，训练营的根本目标大约就在于此，期待"雏凤清于老凤声"。

　　是为记。

程瑜于中山大学斯盛堂

2022. 3. 31